Ricostruisci E Prospera

Vol. 1

ALLENAMENTI SULLA SEDIA

PER MIGLIORARE LA POSTURA, AUMENTARE L'INDIPENDENZA E PERDERE PESO

Per Gli Anziani Over 70

DR. HAMRICK NELSON

Disclaimer

Gli esercizi e le informazioni presentate in questo libro sono progettati per promuovere la salute, la mobilità e il benessere, in particolare per gli anziani. Tuttavia, è importante ricordare che il corpo di ognuno è diverso e ciò che funziona bene per una persona potrebbe non essere adatto per un'altra. Prima di iniziare qualsiasi nuovo programma di esercizi, soprattutto se hai condizioni mediche o dubbi preesistenti, consulta il tuo medico o operatore sanitario per assicurarti che queste routine siano sicure per te.

Sebbene sia stato fatto ogni sforzo per garantire che gli esercizi siano facili da seguire e sicuri, la tua salute e sicurezza sono la nostra massima priorità. È importante ascoltare il tuo corpo: se avverti disagio o dolore durante l'esecuzione di un esercizio, fermati immediatamente e chiedi consiglio a un operatore sanitario. Questo libro vuole essere una guida utile, ma non deve sostituire la consulenza medica professionale.

Il dottor Hamrick Nelson e il team si impegnano per il tuo benessere e ti incoraggiano ad affrontare questi esercizi con cura, pazienza e comprensione dei bisogni del tuo corpo.

L'obiettivo è aiutarti a vivere una vita più sana e attiva, un passo o un esercizio sulla sedia alla volta.

Sommario

SULL'AUTORE

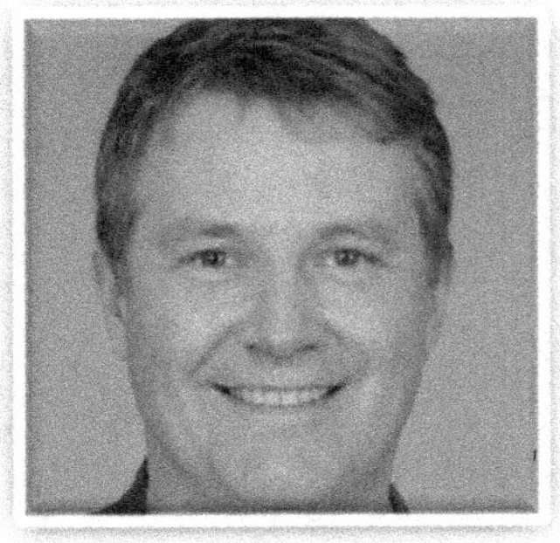 Dr. Hamrick Nelson è un voce leader nel campo del fitness e del benessere, con una profonda passione nell'aiutare le persone di tutte le età a vivere una vita più sana e attiva. Con oltre due decenni di esperienza nel settore della salute e del fitness, il Dr. Nelson ha dedicato la sua carriera alla promozione di routine di esercizi accessibili per le persone in ogni fase della vita. Il suo approccio affonda le sue radici nella convinzione che il movimento sia per tutti, indipendentemente dall'età o dalle limitazioni fisiche.

Anche se il suo lavoro abbraccia un'ampia gamma di discipline del fitness, egli si concentra in particolare sul supporto degli anziani, in particolare quelli sopra i 70 anni. Attraverso la sua vasta ricerca e la sua esperienza pratica, comprende le sfide uniche affrontate dagli anziani e ha creato la sua missione è aiutarli a mantenere la loro indipendenza, forza e vitalità. Combina la conoscenza pratica con la compassione, creando programmi di fitness su misura che danno priorità alla sicurezza e ai benefici per la salute a lungo termine.

Con una laurea specialistica in terapia fisica e scienze motorie, il Dr. Nelson ha lavorato con innumerevoli persone per migliorare la loro mobilità, flessibilità e benessere generale. I suoi libri, workshop e conferenze riflettono il suo impegno nell'aiutare le persone di tutte le età, giovani o anziane, a mantenersi in forma, sentirsi forti e vivere la vita al massimo.

In *Ricostruisci E Prospera Vol. 1*, Il Dr. Nelson si concentra nel fornire agli anziani, soprattutto a quelli sopra i 70 anni, esercizi con la sedia semplici ed efficaci progettati per migliorare la forza, la flessibilità e l'equilibrio. Il suo programma offre un percorso accessibile e di supporto verso una salute migliore, consentendo agli anziani di continuare a prosperare anche nei loro anni d'oro.

.

Cosa Dicono Gli Altri...

Janet R., 71 anni

Dopo aver letto l'esperienza di Mary in questo libro, mi sono finalmente sentita abbastanza sicura da iniziare gli esercizi con la sedia. Come Mary, ho lottato con la mobilità dopo l'intervento chirurgico e pensavo che i miei giorni migliori fossero ormai alle spalle. Ma dopo aver seguito il programma, mi muovo più liberamente e mi sento più forte di quanto non fossi da anni. Gli esercizi sono semplici ma così efficaci.

Giovanni S., 74 anni

Questo libro è stato un punto di svolta per me. Gli esercizi sono spiegati chiaramente e l'approccio passo passo facilita l'inizio. Ho perso qualche chilo e mi sento più forte nel complesso. Inoltre, mi piace il fatto che gli esercizi possano essere eseguiti comodamente da una sedia, senza bisogno di palestra.

Giorgio M., 76 anni

La storia di Bill ha risuonato con me. Ero attivo, ma l'età mi ha rallentato e ero preoccupato per la mia salute. Vedere come Bill ha riacquistato la sua forza e la sua fiducia mi ha motivato a provare gli esercizi di questo libro. Ho già notato miglioramenti nella mia postura e nel mio equilibrio e mi sento più sicuro ogni settimana che passa.

Sarah K., 68 anni

Il viaggio di Mary è stata la spinta di cui avevo bisogno per iniziare. Ho avuto a che fare con dolore cronico al ginocchio ed ero riluttante a iniziare qualsiasi forma di esercizio. Tuttavia, dopo aver letto come Mary ha riacquistato la sua indipendenza, ho provato gli esercizi sulla sedia. Ora non solo il mio dolore è più gestibile, ma ho anche perso qualche chilo e mi sento più energico. Questo libro è stato una salvezza.

Linda P., 69 anni

Non avrei mai pensato che semplici esercizi con la sedia potessero fare una così grande differenza! Questo libro è facilissimo da seguire e gli esercizi sono perfetti per chi come me cerca modi delicati ma efficaci per mantenersi in forma. Ho notato una migliore flessibilità e meno dolori articolari dopo solo poche settimane. Consiglio vivamente questo libro a chiunque cerchi un modo a basso impatto per rimanere attivo.

INTRODUZIONE

Rimanere attivi mentre invecchiamo non significa semplicemente mantenere la salute fisica; è anche essenziale per mantenere l'indipendenza, migliorare la mobilità e garantire una migliore qualità della vita. Sebbene l'invecchiamento sia un processo normale, la perdita di forza fisica, flessibilità ed equilibrio non deve essere permanente. Indipendentemente dall'età, il movimento deliberato e a basso impatto può aiutarci a riprendere il controllo della nostra salute e del nostro benessere. *" Ricostruisci E Prospera Vol. 1"* ha lo scopo di fornire agli anziani e alle persone di tutte le età gli strumenti di cui hanno bisogno per rimanere sani, attivi e indipendenti.

Mentre leggi queste pagine, vedrai che il percorso verso un corpo più sano e più agile non implica attrezzature costose o regimi di allenamento rigorosi. Tutto ciò che serve è una sedia, un po' di volontà e un'attenta attuazione delle idee e degli esercizi descritti in questo libro. Che tu voglia perdere peso, acquisire forza o migliorare la postura, la flessibilità o l'equilibrio, gli allenamenti sulla sedia sono una scelta sicura, efficace e semplice che puoi incorporare nella tua routine quotidiana.

Gli esercizi sulla sedia sono estremamente versatili, il che li rende adatti a un'ampia gamma di livelli di fitness e disturbi fisici.

Sebbene questo libro sia specificamente progettato per gli anziani di età superiore ai 70 anni, gli allenamenti basati sulla sedia possono essere di beneficio a chiunque, da coloro che hanno appena iniziato a praticare fitness agli atleti esperti che desiderano migliorare il loro regime attuale.

Gli esercizi sulla sedia hanno la capacità unica di ridurre lo sforzo articolare, rendendoli un'ottima scelta per le persone che soffrono di artrite, disturbi articolari o mobilità limitata. Inoltre, forniscono la stabilità tanto necessaria agli anziani che corrono un rischio maggiore di caduta. Questi esercizi, che incorporano movimenti che migliorano la forza, l'equilibrio e la flessibilità del core, possono aiutare a ridurre il rischio di infortuni e allo stesso tempo ad aumentare la salute fisica generale.

Per le persone che hanno lottato con il proprio peso o si sentono limitate dall'età o da una malattia, questi esercizi forniscono una strategia delicata a lungo termine per perdere peso e migliorare la salute del cuore. Sebbene possano sembrare facili, questi allenamenti sono particolarmente progettati per attivare importanti gruppi muscolari, aumentare il metabolismo e favorire la circolazione.

Incontra Mary, un'insegnante in pensione di 72 anni che ha sempre mantenuto uno stile di vita attivo. Tuttavia, a seguito di un infortunio al ginocchio e del successivo intervento chirurgico, si è ritrovata con mobilità limitata. Frustrata dai suoi limiti, iniziò a preoccuparsi di perdere la sua indipendenza. Fu allora che Mary si imbatté negli allenamenti sulla sedia. All'inizio era dubbiosa sull'efficacia di un allenamento da seduti, ma è rimasta subito sorpresa dai risultati. Seguendo il metodo fornito in questo libro, Mary ha gradualmente riacquistato la sua forza e la sua fiducia. Nel giro di pochi mesi non solo riuscì a muoversi più facilmente, ma perse anche 15 chili.

> *"Gli esercizi con la sedia mi hanno restituito qualcosa che pensavo di aver perso per sempre: la mia indipendenza", ha detto Mary. "Oggi riesco a muovermi più facilmente e mi sento più forte ogni giorno. Ho anche ricominciato a camminare per distanze più lunghe!"*

La storia di Mary non è unica. Molti anziani, inclusa lei, hanno scoperto che includere gli esercizi sulla sedia nella loro routine quotidiana può comportare benefici significativi sia per la salute fisica che per il benessere emotivo. Gli esercizi semplici ma potenti contenuti in questo libro sono pensati per aiutare le persone come Mary a riabilitarsi da un infortunio e contemporaneamente a riprendere il controllo della propria vita, un movimento alla volta.

Non è tutto; imparare da ciò che Bill ha da dire dopo aver attraversato un periodo difficile come persona anziana. *Bill, un veterano di 74 anni, inizialmente era preoccupato di tentare gli esercizi con la sedia. È stato un atleta per tutta la sua vita e ha lottato con la prospettiva di dover fare affidamento su una sedia come supporto durante l'allenamento. Tuttavia, dopo un infarto, il suo medico gli consigliò vivamente di incorporare attività a basso impatto nella sua routine quotidiana.*

Con l'incoraggiamento della sua famiglia, Bill iniziò a eseguire gli esercizi di rafforzamento della forza raccomandati in questo libro. Nel giro di poche settimane, la sua postura migliorò significativamente, così come la sua resistenza.

Le sue stesse parole: "Sono sempre stato attivo, ma questo libro mi ha ricordato che posso rimanere forte e in salute, anche quando il mio corpo si sente un po' più vecchio".

La sua forza potenziata ha aumentato la sua fiducia nei suoi movimenti, diminuendo il pericolo di cadere e dandogli più energia per perseguire i suoi hobby.

Questo libro fornisce una guida passo passo per una serie di allenamenti e routine semplici da seguire, estremamente efficaci e, soprattutto, sicuri per chiunque abbia più di 70 anni. Ogni capitolo è stato sviluppato attentamente per soddisfare le esigenze speciali degli anziani mentre consentendo anche cambiamenti, in modo che persone di tutte le età e livelli di forma fisica possano trarne vantaggio.

Nei primi capitoli esamineremo i principi essenziali degli esercizi con la sedia. Imparerai i vantaggi degli allenamenti seduti e perché sono un ottimo punto di partenza per le persone che hanno problemi di mobilità, problemi di equilibrio o esperienza di fitness limitata. Questo libro include anche importanti linee guida sulla sicurezza per aiutarti a evitare infortuni durante gli allenamenti.

Il riscaldamento è essenziale, soprattutto con l'avanzare dell'età, e in questo libro imparerai attività di riscaldamento semplici ed efficaci che preparano i muscoli al movimento. Successivamente passerai ad attività specializzate di riduzione del peso che aiutano a bruciare calorie e migliorano la salute cardiovascolare stando seduti, con molto altro da imparare man mano che avanzi negli studi.

Mentre leggi gli esercizi e le routine di questo libro, tieni presente l'importanza della coerenza. Gli esercizi con la sedia sono più efficaci se eseguiti regolarmente; col passare del tempo, vedrai miglioramenti in forza, flessibilità, equilibrio e salute generale. Gli allenamenti sono progettati in modo tale da poter crescere al proprio ritmo. Ti consiglio di ascoltare il tuo corpo e modificare gli allenamenti secondo necessità.

Ogni capitolo si basa sul precedente, quindi è meglio leggere il libro in ordine. Tuttavia, sentiti libero di ripetere gli esercizi precedenti o di combinare i programmi in base alle tue esigenze.

Questo libro non parla semplicemente della forma fisica; si tratta di riprendere il controllo della tua vita, migliorare il tuo benessere e sentirti autorizzato ad affrontare il futuro con fiducia. Il viaggio verso una salute migliore inizia qui e sono lieto di accompagnarti in ogni fase del percorso.

CAPITOLO 1: CONOSCERE I PRINCIPI FONDAMENTALI DEGLI ESERCIZI CON LA SEDIA

Per le persone con mobilità ridotta, in particolare gli anziani, gli esercizi sulla sedia forniscono una forma di attività fisica accessibile e a basso impatto che può essere eseguita stando seduti su una sedia. Forza, flessibilità, equilibrio e salute cardiovascolare sono solo alcuni degli obiettivi di fitness che possono essere raggiunti da questi allenamenti, che non richiedono che i partecipanti stiano in piedi o sostengano tutto il peso corporeo. In particolare per le persone che si stanno riprendendo da incidenti, che gestiscono malattie croniche o che cercano metodi delicati per rimanere attivi, questi allenamenti supportati dalla sedia offrono un modo sicuro ed efficiente per mantenere o migliorare la forma fisica.

Gli allenamenti sulla sedia di solito comportano movimenti da seduti come torsioni del busto, estensioni delle gambe e sollevamento delle braccia. Potrebbero utilizzare lo schienale di una sedia, fasce di resistenza o piccoli pesi per fornire supporto durante le attività in piedi. Gli esercizi sulla sedia, nonostante la loro semplicità, possono essere personalizzati per adattarsi a una varietà di livelli di fitness, dal principiante all'esperto, e possono offrire un allenamento per tutto il corpo. Gli esercizi sulla sedia sono un'opzione di fitness flessibile per l'aumento della forza, il miglioramento della flessibilità e la perdita di peso poiché possono essere personalizzati per raggiungere obiettivi individuali.

Sebbene gli esercizi sulla sedia abbiano numerosi benefici per la salute, sono più adatti agli anziani o alle persone con limitazioni fisiche a causa dei loro vantaggi rispetto ad altre forme di esercizio. Quanto segue spiega perché gli esercizi con la sedia sono unici e offrono chiari vantaggi:

1. Adatto a tutti i livelli di fitness

Il fatto che gli allenamenti sulla sedia siano adatti a persone di tutti i livelli di forma fisica, in particolare a coloro che hanno difficoltà a stare in piedi o a impegnarsi in attività ad alto impatto, è uno dei vantaggi più degni di nota. Per le persone con problemi articolari, condizioni croniche come l'artrite o mobilità limitata, le forme tradizionali di esercizio fisico come fare jogging, saltare o sollevare pesi potrebbero essere impegnative. Al contrario, gli allenamenti sulla sedia offrono un ambiente confortevole in cui i movimenti vengono eseguiti stando seduti, riducendo significativamente la tensione su muscoli, articolazioni e ossa.

Gli esercizi sulla sedia offrono un'introduzione all'attività fisica senza il rischio di infortuni o sforzi eccessivi per i principianti o per coloro che ritornano in forma dopo una lunga pausa. Consentono alle persone di migliorare gradualmente la propria forma fisica e acquisire fiducia senza dover eseguire esercizi sempre più impegnativi o faticosi.

2. Sicurezza e riduzione del rischio di lesioni

Gli allenamenti sulla sedia offrono un grande vantaggio in termini di sicurezza, che è una priorità assoluta per molti anziani e persone con problemi di salute. Gli esercizi da seduti riducono il rischio di cadere o perdere l'equilibrio, il che è particolarmente vantaggioso per le persone con muscoli deboli o scarsa coordinazione. Questo è fondamentale poiché le cadute sono una delle principali cause di infortuni tra gli anziani, che spesso portano a fratture o altri problemi gravi.

Questi esercizi sono anche più delicati sul corpo grazie alla struttura di supporto della sedia, che riduce lo sforzo su ossa e articolazioni. Le persone affette da osteoporosi o artrite possono rimanere attive con gli allenamenti sulla sedia senza provare alcun dolore o disagio. Gli esercizi sulla sedia sono sicuri per le persone con patologie o lesioni pregresse grazie ai movimenti controllati, che riducono anche il rischio di estendere eccessivamente muscoli o tendini.

3. Flessibilità nel soddisfare le richieste personali

L'adattabilità degli esercizi sulla sedia è una delle sue caratteristiche più affascinanti. Questi esercizi possono essere facilmente modificati per soddisfare le esigenze di persone diverse. Il livello di difficoltà e intensità degli esercizi sulla sedia può essere modificato per adattarsi ai principianti assoluti, ai pazienti chirurgici o a chiunque cerchi un allenamento più difficile.

Alcuni movimenti possono essere resi più difficili, ad esempio, utilizzando fasce di resistenza o piccoli pesi a mano; coloro che necessitano di maggiore aiuto possono limitarsi ad attività facili e moderate. Con questo metodo, gli esercizi sulla sedia possono mirare a una varietà di obiettivi di fitness, come aumentare la flessibilità e la forza, il tutto all'interno dello stesso quadro.

Inoltre, gli allenamenti sulla sedia possono essere personalizzati per concentrarsi su determinate parti del corpo, come braccia, gambe o core. Sono quindi particolarmente utili per chi desidera concentrarsi su una zona particolare senza sforzare eccessivamente altre parti del corpo. Ad esempio, una persona che si sta riprendendo da un intervento chirurgico al ginocchio può concentrarsi sul rafforzamento della parte superiore del corpo senza stare in piedi o esercitare peso sulla parte inferiore del corpo.

4. Facile accesso e necessità minime di attrezzature

Gli esercizi sulla sedia hanno anche il vantaggio di essere convenienti. Finché è disponibile una sedia robusta, possono essere eseguiti quasi ovunque. Costituiscono un'alternativa desiderabile per coloro che potrebbero avere difficoltà ad accedere alle strutture di allenamento convenzionali perché non richiedono un abbonamento a una palestra o attrezzature specializzate.

Per gli anziani che amano allenarsi a casa, gli esercizi sulla sedia sono l'ideale. Una sedia robusta è tutto ciò di cui hai bisogno; puoi aggiungere altra attrezzatura, come fasce di resistenza o pesi leggeri, per variazione, ma non sono necessari. Per questo motivo, gli allenamenti sulla sedia sono semplici ed economici da incorporare in una routine, indipendentemente dalla situazione di vita della persona.

Le persone che vivono in appartamenti o case più piccole possono trarre beneficio dagli esercizi sulla sedia perché sono portatili e possono essere eseguiti in piccoli spazi. Gli anziani e le persone con mobilità ridotta possono rimanere attivi senza i problemi logistici derivanti da set di formazione più ampi grazie ai requisiti minimi di spazio e attrezzature.

5. Assimilazione nella vita di tutti i giorni

Un chiaro vantaggio degli allenamenti sulla sedia è che sono semplici da includere nella routine quotidiana. Gli esercizi sulla sedia possono spesso essere eseguiti in brevi periodi durante il giorno, a differenza di routine di fitness più complesse che possono richiedere tempo e attenzione dedicati. Le persone anziane e quelle con orari frenetici potrebbero trovare più facile mantenere una regolare routine di attività fisica se possono dividere i loro allenamenti in parti più piccole.

Ad esempio, è possibile allungare la parte superiore del corpo stando seduti alla scrivania o al tavolo da pranzo, oppure eseguire una serie di sollevamenti delle gambe mentre si guarda la televisione. Poiché non è necessario programmare una notevole quantità di tempo per l'esercizio, questa flessibilità rende più semplice attenersi a una routine. Gli allenamenti sulla sedia sono un'opzione di fitness a lungo termine poiché possono essere integrati nelle attività quotidiane.

6. Efficace ma a basso impatto

Gli esercizi sulla sedia possono essere molto utili per aumentare la forza, la flessibilità e la forma cardiovascolare, anche se sono a basso impatto e delicati sulle articolazioni. Gli esercizi sulla sedia possono fornire un allenamento impegnativo e completo con i giusti movimenti e aggiustamenti, nonostante l'idea sbagliata comune secondo cui non possono essere faticosi come gli esercizi in piedi.

Mentre le marce sedute o i colpi sulle punte dei piedi possono aumentare la frequenza cardiaca per un allenamento aerobico, gli esercizi per la parte superiore del corpo come i riccioli per bicipiti seduti o le spinte del torace seduti possono sviluppare efficacemente la forza muscolare. Le persone possono comunque aumentare la massa muscolare e migliorare la propria forma fisica senza stare in piedi o eseguire movimenti ad alta intensità grazie agli esercizi sulla sedia, che sono controllati e consentono un impegno muscolare mirato.

7. Adatto per malattie croniche e riabilitazione

Il fatto che gli esercizi sulla sedia possano essere utilizzati da coloro che sono sottoposti a riabilitazione o che gestiscono problemi medici a lungo termine è un altro vantaggio importante. I regimi di esercizio convenzionali spesso sovraccaricano i muscoli, le ossa o le articolazioni in fase di guarigione, il che può impedire il recupero o esacerbare i sintomi di alcune malattie. Al contrario, gli esercizi sulla sedia sono abbastanza delicati da essere incorporati in un programma di riabilitazione per individui che si stanno riprendendo da malattie, infortuni o interventi chirurgici.

Poiché gli esercizi sulla sedia hanno un basso impatto e incoraggiano la mobilità, che è essenziale per la salute generale, sono utili per le persone con patologie croniche come l'artrite, l'osteoporosi o le malattie cardiovascolari. L'esercizio frequente può prevenire l'indebolimento muscolare, aumentare il flusso sanguigno e ridurre la rigidità, tutti aspetti fondamentali per la gestione delle malattie croniche. Gli esercizi sulla sedia, in particolare, offrono un modo sicuro ed efficace per mantenere il corpo in movimento, prevenendo la perdita di mobilità che può verificarsi dopo lunghi periodi di inattività.

Poiché gli esercizi sulla sedia aiutano i pazienti a sviluppare forza, flessibilità e libertà di movimento senza sottoporre a sforzo eccessivo le aree sensibili, i fisioterapisti comunemente li incorporano nei piani di riabilitazione. Ad esempio, una persona che si sta riprendendo da un intervento chirurgico all'anca o al ginocchio può aumentare gradualmente il proprio livello di forma fisica e preparare il proprio corpo a riprendere forme di esercizio più convenzionali lavorando sul rafforzamento del core o della parte superiore del corpo mentre è seduto.

8. Incoraggia l'autosufficienza e l'invecchiamento in situ

Mantenere la propria indipendenza è una priorità assoluta per molti anziani e gli esercizi con la sedia possono aiutarli a rimanere indipendenti più a lungo. Con l'avanzare dell'età, la forza muscolare, la flessibilità e l'equilibrio possono diminuire, rendendo più impegnative le attività quotidiane come alzarsi dal letto, alzarsi da una sedia o brevi passeggiate. La forza fisica necessaria per svolgere questi compiti da soli viene sviluppata e mantenuta dagli anziani con l'aiuto di esercizi sulla sedia.

La capacità di svolgere le attività quotidiane in modo sicuro e indipendente è nota come fitness funzionale e può essere migliorata negli anziani con esercizi regolari sulla sedia. Ciò può ridurre la paura di cadere o farsi male aumentando la fiducia in se stessi. Gli esercizi con la sedia aiutano quindi gli anziani a invecchiare consentendo loro di rimanere nelle loro case e comunità per lunghi periodi di tempo senza bisogno di grandi aiuti.

Inoltre, la maggiore forza e mobilità fornite dagli esercizi con la sedia possono migliorare la qualità della vita degli anziani consentendo loro di viaggiare, dedicarsi agli hobby e godersi attività sociali. Le persone anziane beneficiano emotivamente e fisicamente di questo senso di indipendenza, che preserva la loro autonomia e dignità.

9. Vantaggi per la salute mentale e cognitiva

Gli esercizi sulla sedia hanno chiari benefici fisici, ma è importante considerare anche i loro effetti sulla salute mentale. È stato dimostrato che l'esercizio frequente, anche semplici esercizi sulla sedia, riduce i sintomi di stress, ansia e depressione. Le endorfine, che sono stimolatori naturali dell'umore che aumentano la sensazione di benessere, vengono rilasciate durante l'attività fisica. Gli anziani che hanno maggiori probabilità di provare sentimenti di solitudine o isolamento possono trarre beneficio dagli esercizi sulla sedia.

Gli allenamenti sulla sedia hanno vantaggi cognitivi oltre a migliorare la salute mentale. Gli allenamenti sulla sedia richiedono coordinazione e concentrazione per molte delle loro azioni, che possono migliorare e stimolare le prestazioni cognitive. Ad esempio, gli esercizi che includono il sollevamento delle gambe e il movimento delle braccia costringono i partecipanti a concentrarsi sulla coordinazione di più movimenti contemporaneamente, il che migliora la chiarezza mentale.

Poiché il frequente impegno mentale aiuta a prevenire il declino cognitivo e ad aumentare la memoria, questa stimolazione cognitiva è particolarmente importante per gli anziani. Gli esercizi sulla sedia possono servire come una sorta di meditazione in movimento, promuovendo il rilassamento e la riduzione dello stress se abbinati a movimenti deliberati e respirazione mirata. Includere esercizi sulla sedia nella routine di un anziano può aiutarlo a rilassarsi sia fisicamente che mentalmente, migliorando la qualità generale della vita se ha problemi a dormire o è molto stressato.

10. Incoraggia l'impegno nei gruppi e l'interazione sociale

Gli esercizi sulla sedia vengono generalmente eseguiti in gruppo, come nei centri comunitari, nelle strutture per anziani o nei programmi di fitness online, sebbene possano essere eseguiti anche da soli. Un ulteriore vantaggio degli allenamenti sulla sedia è che incoraggiano l'interazione e la connessione sociale. Molti anziani pensano che mantenere le connessioni sociali sia essenziale per il loro benessere mentale ed emotivo. I gruppi di esercizi promuovono un senso di sostegno e cameratismo che mantiene le persone motivate e responsabili nelle loro routine di fitness.

Oltre a migliorare l'esperienza e a ridurre il senso di solitudine, fare esercizio con gli altri può anche favorire un'atmosfera vivace e piacevole. Gli anziani che vivono soli o lontani dalla famiglia hanno la possibilità di incontrare nuove persone, fare amicizia e scambiare esperienze attraverso lezioni di ginnastica sulla sedia. Riducendo le emozioni di solitudine, questa interazione sociale può promuovere una migliore salute mentale.

I gruppi online o gli allenamenti sulla sedia virtuale potrebbero farti sentire più connesso e motivato, anche se preferisci allenarti a casa. Unendosi a un club virtuale, le persone possono allenarsi comodamente da casa e rimanere incoraggiate e coinvolte. Gli allenamenti sulla sedia possono essere più divertenti e sostenibili come parte di uno stile di vita sano poiché queste culture valorizzano l'amicizia e gli obiettivi comuni.

11. Semplice da adattare e personalizzare

La capacità di adattare e personalizzare facilmente gli allenamenti sulla sedia in base alle esigenze e agli obiettivi di ogni persona è un altro vantaggio importante. Gli esercizi sulla sedia offrono una struttura flessibile che può essere personalizzata in base al livello di forma fisica, ai limiti fisici e alle preferenze personali di una persona, indipendentemente da quanto tempo si esercita.

Ad esempio, le persone con disagio articolare o problemi di mobilità potrebbero attenersi a esercizi più delicati e a basso impatto incentrati sulla flessibilità e sulla mobilità, mentre i partecipanti più esperti possono alzare la posta con pesi, fasce di resistenza o routine più dinamiche. Grazie alla loro adattabilità, gli esercizi sulla sedia possono mantenere le persone stimolate e aiutarle a diventare più in forma man mano che i loro livelli di forma fisica aumentano.

Gli esercizi sulla sedia possono essere eseguiti per concentrarsi su particolari problemi di salute, come il rafforzamento dei muscoli centrali, la riduzione del mal di schiena o il miglioramento della postura. Gli allenamenti sulla sedia sono un'opzione molto flessibile per chiunque cerchi di raggiungere particolari obiettivi di fitness senza sottoporre il proprio corpo a uno sforzo eccessivo grazie alla loro adattabilità. Poiché gli allenamenti sulla sedia consentono agli utenti di personalizzare gli esercizi in base alle proprie esigenze, promuovono un senso di indipendenza e auto-potenziamento nel fitness.

Gli allenamenti sulla sedia sono un'opzione eccellente per persone di tutti i livelli di forma fisica, in particolare per gli anziani e per coloro con problemi di mobilità perché offrono numerosi vantaggi specializzati. Numerosi fattori, come l'accessibilità, la sicurezza, la versatilità e la comodità, rendono vantaggiosi gli esercizi sulla sedia. Offrendo un metodo efficiente e a basso impatto per aumentare la forza, la flessibilità e la forma fisica generale, gli esercizi sulla sedia aiutano le persone a mantenere la propria indipendenza, migliorare il proprio benessere fisico e mentale e condurre una vita più sana. Gli esercizi con la sedia offrono un approccio utile, sostenibile e piacevole per rimanere attivi e in salute, sia che vengano eseguiti in gruppo o da soli, a casa o nella comunità.

Benefici Per La Salute Mentale E Fisica

Per gli anziani, soprattutto quelli con mobilità ridotta o problemi di equilibrio, gli allenamenti sulla sedia offrono un modo nuovo ed efficace per muoversi. Impegnarsi in queste attività può migliorare significativamente la propria salute mentale e fisica e promuovere uno stile di vita più sano. *Di seguito esamineremo i principali vantaggi degli allenamenti sulla sedia per la salute fisica e mentale degli anziani:*

Benefici per la salute fisica:

1. **Resistenza e forza migliorate:** L'aumento della forza muscolare e della resistenza sono uno dei principali vantaggi degli esercizi sulla sedia. Gli anziani possono trarre beneficio da esercizi regolari sulla sedia che aumentano il tono muscolare, soprattutto nella parte superiore e inferiore del corpo. Gli anziani possono preservare la forza funzionale eseguendo esercizi che si concentrano su aree muscolari importanti, come sollevamenti delle gambe, presse per il torace e curl dei bicipiti da seduti. Ciò è necessario per le attività quotidiane, tra cui alzarsi da una sedia, salire le scale e trasportare la spesa.

2. **Maggiore adattabilità:** Le perdite di flessibilità legate all'età portano a rigidità e ad un aumento del rischio di lesioni. I

movimenti di stretching utilizzati negli esercizi sulla sedia possono aumentare la flessibilità in aree chiave come spalle, fianchi e schiena. Gli anziani possono svolgere le attività quotidiane in modo più confortevole mantenendo la loro libertà di movimento con l'aiuto di pose come il piegamento in avanti da seduti e le torsioni da seduti.

3. **Miglioramento della coordinazione e dell'equilibrio:** Gli anziani sono particolarmente preoccupati per le cadute perché molte di loro provocano lesioni gravi. Gli esercizi sulla sedia che mettono alla prova la stabilità possono migliorare la coordinazione e l'equilibrio. L'equilibrio richiede stabilità del core, che viene migliorata da esercizi come le estensioni laterali e il sollevamento delle gambe sedute. Gli anziani che eseguono questi movimenti quotidianamente possono aumentare la loro stabilità generale e ridurre il rischio di cadute.

4. **Controllo del peso:** Il controllo del peso richiede un'attività regolare, soprattutto da seduti. Per gli anziani che desiderano perdere peso o mantenere un peso sano, gli esercizi sulla sedia possono aumentare il dispendio calorico. Esercizi più dinamici, come le estensioni delle gambe o la marcia seduta, possono aumentare la frequenza cardiaca e aiutare le persone a perdere peso. Inoltre, mantenere un

peso sano riduce la possibilità di contrarre malattie a lungo termine come il diabete e le malattie cardiache.

5. **Salute del cuore:** Aumentando la frequenza cardiaca e la circolazione, gli esercizi sulla sedia migliorano la forma cardiovascolare. Esercizi facili come i cerchi con le braccia e le marce sedute possono aumentare la frequenza cardiaca e rafforzare il cuore. Impegnarsi regolarmente in queste attività può aiutare a ridurre il rischio di malattie cardiache, migliorare i livelli di colesterolo e abbassare la pressione sanguigna.

6. **Gestione del dolore e salute delle articolazioni:** La rigidità e il disagio articolari sono tipici degli anziani e sono spesso causati da condizioni come l'artrite. Gli allenamenti sulla sedia possono fornire movimenti delicati che migliorano la salute delle articolazioni e lubrificano le articolazioni. La qualità della vita degli anziani può essere migliorata utilizzando esercizi a basso impatto e stretching da seduti per alleviare il dolore e la rigidità. Il mantenimento della funzione articolare richiede una mobilità regolare, che può anche aiutare a ridurre la gravità dei sintomi dell'artrite.

Vantaggi della salute mentale

1. **Diminuzione dei segni di ansia e disperazione:** È stato dimostrato che l'attività fisica, compresi gli esercizi sulla sedia, migliora il benessere mentale. L'esercizio fisico frequente aiuta a ridurre le emozioni di preoccupazione e disperazione rilasciando endorfine, i naturali stimolatori dell'umore del corpo. Le persone anziane potrebbero scoprire che gli esercizi sulla sedia li aiutano a sentirsi più felici e meno depressi o soli.

2. **Abilità mentali migliorate:** Un crescente numero di ricerche suggerisce che l'attività fisica può migliorare le capacità cognitive degli anziani. L'esercizio frequente aumenta il flusso sanguigno al cervello, migliorando la neuroplasticità e incoraggiando la crescita di nuove cellule cerebrali. Poiché gli esercizi sulla sedia fanno lavorare sia il corpo che la mente, possono essere uno strumento utile per gli anziani, soprattutto quando all'attività fisica si aggiungono problemi di memoria o di coordinazione.

3. **Maggiore fiducia e autostima:** Completare gli esercizi sulla sedia può aumentare la fiducia e l'autostima, dando anche un senso di realizzazione. Gli anziani possono sentirsi più capaci di svolgere le attività quotidiane quando la loro forza, flessibilità ed equilibrio migliorano attraverso l'esercizio. Le

persone possono essere ispirate a provare cose nuove, socializzare di più e prendere parte a eventi della comunità come risultato della loro maggiore fiducia.

4. **Impegno sociale e comunicazione:** Le sessioni di esercizi con la sedia di gruppo sono una fonte di ispirazione e divertimento per molte persone anziane. Le persone possono interagire tra loro in questi contesti sociali, promuovendo un sentimento di comunità e appartenenza. Impegnarsi in attività fisica con le persone può migliorare la salute mentale riducendo i sentimenti di solitudine e isolamento. Gli anziani possono parlare delle loro esperienze, sostenersi a vicenda e celebrare i loro risultati in un ambiente di supporto durante le sessioni di gruppo.

5. **Rilassamento e riduzione dello stress:** Gli esercizi sulla sedia e altre attività fisiche regolari sono modi efficaci per ridurre lo stress. I neurotrasmettitori che aiutano a controllare l'umore vengono rilasciati maggiormente durante l'attività fisica, riducendo così lo stress e l'ansia. Inoltre, esercizi di respirazione che promuovono il rilassamento possono essere incorporati con esercizi sulla sedia per aiutare gli anziani a gestire i livelli di stress. Le persone anziane possono raggiungere la calma interiore e concentrarsi di fronte ai problemi quotidiani praticando la consapevolezza concentrandosi sulla respirazione e sul movimento.

6. **Migliore qualità della vita:** Gli esercizi sulla sedia migliorano la qualità della vita offrendo benefici alla salute fisica e mentale. Gli anziani potrebbero trovare più semplice impegnarsi in attività sociali, perseguire hobby e godersi appieno la vita man mano che aumentano la loro forza, flessibilità e fiducia. L'esercizio fisico frequente può aiutare gli anziani a rimanere indipendenti più a lungo dando loro la sicurezza di cui hanno bisogno per condurre una vita più felice e attiva.

Gli esercizi sulla sedia sono un'ottima aggiunta a qualsiasi programma di fitness poiché offrono agli anziani numerosi vantaggi per la salute fisica e mentale. Migliorando la forza, la flessibilità, l'equilibrio e la salute cardiovascolare, queste attività aiutano gli anziani a diventare più indipendenti e a sentirsi meglio in generale. I vantaggi complessivi dell'attività fisica regolare sono ulteriormente evidenziati dai vantaggi per la salute mentale, che includono la diminuzione dei sintomi della depressione, il miglioramento delle prestazioni cognitive e l'aumento dell'interazione sociale.

Gli esercizi sulla sedia sono un modo divertente, sicuro ed efficace per gli anziani di rimanere attivi e prosperare nei loro anni d'oro se vogliono migliorare la propria salute. Le persone anziane possono godere di una vita più felice, più sana e più appagante man mano che sempre più di loro diventano consapevoli dei vantaggi degli esercizi sulla sedia.

Influenza Sul Controllo Del Peso

Controllare il proprio peso è fondamentale per preservare la salute generale, soprattutto per gli over 70. Mantenere un peso sano diventa sempre più difficile con l'avanzare dell'età perché il nostro metabolismo rallenta. La gestione del peso può essere notevolmente influenzata dall'esercizio fisico regolare, in particolare dagli esercizi sulla sedia.

Mantenere un peso corporeo sano combinando esercizio fisico e dieta è noto come controllo del peso. Poiché il sovrappeso aumenta il rischio di malattie croniche tra cui diabete, malattie cardiache e problemi articolari, il controllo del peso è particolarmente cruciale per gli anziani. Al contrario, essere sottopeso può portare a indebolimento del sistema immunitario, malnutrizione e debolezza muscolare. Pertanto, trovare il giusto equilibrio è essenziale.

Come gli esercizi sulle sedie aiutano a gestire il peso

1. **Dispendio calorico:** Bruciare più calorie di quelle che consumi è uno dei modi migliori per perdere peso. Gli esercizi sulla sedia possono tuttavia dare un contributo sostanziale al dispendio calorico totale, anche se non bruciano tante calorie quanto le attività ad alto impatto. Il sollevamento delle gambe, i movimenti della parte superiore

del corpo e la marcia seduta aumentano la frequenza cardiaca e l'attivazione muscolare, che brucia calorie. Gli anziani possono aumentare i propri livelli di attività fisica senza esagerare con gli esercizi sulla sedia, che sono sicuri ed efficaci.

2. **Aumento della massa muscolare:** La normale perdita di massa muscolare correlata all'invecchiamento è nota come sarcopenia. Un metabolismo più lento causato da una minore massa muscolare può rendere più difficile mantenere un peso sano. Gli allenamenti su sedia incentrati sull'allenamento della forza, come le presse per i pettorali da seduti e i curl per i bicipiti, aiutano a costruire e mantenere la massa muscolare. Aumentare la massa muscolare migliora la composizione corporea complessiva e ti aiuta a raggiungere un peso sano oltre ad aumentare il dispendio calorico a riposo.

3. **Aumento del metabolismo:** L'esercizio frequente, in particolare gli esercizi sulla sedia, può migliorare le prestazioni metaboliche. Il risultato dell'esercizio è un metabolismo più efficiente, che migliora le vie metaboliche che aiutano a scomporre il glucosio e i grassi. Per gli anziani in particolare, questo è utile perché un tasso metabolico più elevato può aiutare nella perdita o nella gestione del peso e ridurre il rischio di problemi di salute associati al peso.

4. **Aumentare i livelli di attività fisica:** Gli esercizi sulla sedia potrebbero essere un punto di partenza per aumentare l'attività fisica. Iniziare con gli esercizi sulla sedia potrebbe aiutare gli anziani che potrebbero essere stati sedentari ad acquisire sicurezza e resistenza in modo da poter partecipare a più attività al di fuori del loro regime di esercizi. Le persone anziane possono essere incoraggiate a intraprendere nuove attività fisiche man mano che la loro forza e mobilità aumentano, il che li aiuterà nei loro sforzi di gestione del peso.

5. **Sostenibilità e accessibilità:** La comodità è uno dei principali vantaggi degli esercizi sulla sedia. Gli esercizi comuni potrebbero essere impegnativi per molti anziani che soffrono di dolore cronico o problemi di mobilità. Poiché gli allenamenti sulla sedia possono essere eseguiti a casa, mantenere una routine è molto più semplice. La semplicità di integrazione di questi esercizi nella vita quotidiana incoraggia la dedizione a un regime di esercizi regolare, essenziale per la gestione del peso.

Le persone sopra i 70 anni possono mantenere efficacemente il proprio peso con gli esercizi sulla sedia. Gli anziani possono migliorare il loro metabolismo, la massa muscolare, il dispendio calorico e i livelli complessivi di attività fisica implementando queste semplici attività nella loro routine quotidiana. Sebbene mantenere un peso sano possa essere difficile, gli anziani possono superare questo importante aspetto della loro salute con le giuste risorse, supporto e perseveranza.

Precauzioni Di Sicurezza E Guida Per Gli Anziani

Continuare ad essere fisicamente attivi mentre invecchiamo è essenziale per migliorare la nostra indipendenza, salute e benessere generale. Ma mettere la sicurezza al primo posto è fondamentale per evitare incidenti e garantirsi una splendida giornata. *Ecco le linee guida e le raccomandazioni complete sulla sicurezza per gli anziani che eseguono esercizi sulla sedia:*

1. Gli anziani dovrebbero parlare con il proprio medico prima di iniziare un nuovo programma di esercizi. La salute, i farmaci e le capacità fisiche di un individuo possono essere valutati da un medico o un fisioterapista, che può quindi offrire consigli personalizzati sugli esercizi adatti e sugli eventuali aggiustamenti necessari. Per gli anziani con patologie a lungo termine come artrite, malattie cardiache o problemi di equilibrio, questa fase è cruciale.

2. Le sedie per esercizi devono essere robuste, ben fatte e idealmente prive di ruote. Quando un anziano si siede su una sedia, i suoi piedi dovrebbero essere appoggiati sul pavimento. Ciò incoraggia il corretto equilibrio e la postura. Quando ti alleni, una sedia con schienale alto offre stabilità e supporto. Migliora il comfort e riduce lo sforzo sulla

schiena. Le persone con muscoli più deboli potrebbero trovare più facile sedersi e alzarsi su sedie con braccioli.

3. La creazione di un ambiente di formazione sicuro è essenziale per prevenire incidenti e cadute. Per ridurre il rischio di inciampare, liberare l'area circostante la sedia da eventuali disordine, tappeti allentati o ostacoli. Per migliorare la sicurezza e la visibilità, assicurati che l'area di esercizio sia ben illuminata. Per illuminare l'intero spazio, pensa all'utilizzo di luci a soffitto o di un'illuminazione brillante e naturale. Cerca di allenarti su superfici antiscivolo, ove possibile. Assicurati che il tappeto sia fissato saldamente al pavimento se prevedi di usarne uno.

4. Il comfort e la sicurezza degli allenamenti sulla sedia possono essere influenzati in modo significativo indossando indumenti e calzature adeguati. Indossa abiti larghi che non limitino i movimenti. Evita tutto ciò che ostacola i movimenti, come abiti lunghi che potrebbero impigliarsi o jeans attillati. Indossare scarpe che migliorano la trazione, di supporto e antiscivolo. Indossare infradito o pantofole può aumentare le probabilità di scivolare.

5. Per gli anziani in particolare, il riscaldamento e il raffreddamento sono componenti cruciali di qualsiasi regime di allenamento. Il corpo viene preparato per l'esercizio con

un riscaldamento di 5-10 minuti. Il flusso sanguigno ai muscoli e alle articolazioni può essere migliorato con esercizi leggeri come movimenti circolari del polso, rotazioni delle spalle e marce sedute. Dopo aver completato gli esercizi con la sedia, prenditi qualche minuto per allungarti e lasciare che la frequenza cardiaca scenda. Ciò migliora la flessibilità e previene i dolori muscolari.

6. Le persone anziane dovrebbero essere consapevoli del proprio corpo e sapere quanto sia importante prestare attenzione alle proprie sensazioni durante l'attività fisica. Devi smettere immediatamente di allenarti se ti provoca dolore o disagio. Di solito, il dolore è un segnale che qualcosa non va e che continuare potrebbe essere dannoso. Non tutti trarranno beneficio da ogni allenamento. Va bene per gli anziani modificare le routine per adattarle al loro livello di comfort. Ad esempio, uno scivolo con la gamba seduta può essere un'opzione migliore se il sollevamento della gamba è troppo impegnativo.

7. Tutti hanno bisogno di bere abbastanza acqua, ma gli anziani devono prestare particolare attenzione perché potrebbero non avvertire la sete anche se i loro corpi hanno bisogno di liquidi. Gli anziani dovrebbero essere incoraggiati a bere un bicchiere d'acqua prima di iniziare un regime di esercizi e a

reidratarsi dopo. Bevi molta acqua se il tuo allenamento dura più di un'ora.

8. Una corretta respirazione durante l'esercizio può migliorare sia la sicurezza che le prestazioni. Durante l'attività fisica, gli anziani dovrebbero fare respiri profondi e costanti. Durante gli esercizi semplici, inspira attraverso il naso, mentre durante quelli più impegnativi, espelli attraverso la bocca. Questa tecnica incoraggia il rilassamento e aiuta a fornire ossigeno ai muscoli.

9. Per migliorare la stabilità e ridurre il rischio di cadute, gli esercizi sulla sedia possono essere combinati con l'allenamento dell'equilibrio. Puoi rafforzare il core e aumentare la stabilità incorporando semplici esercizi di equilibrio nel tuo programma, come sollevamenti delle gambe o movimenti seduti dal tallone ai piedi. Gli anziani che partecipano a queste attività potrebbero eventualmente sentirsi più sicuri e sicuri di sé quando camminano o stanno in piedi.

10. Gli esercizi svolti con altre persone possono essere divertenti, motivanti e incoraggianti. Pensa a frequentare un corso di esercizi sulla sedia in palestra o in un centro comunitario nella tua zona. Lavorare con gli altri favorisce un senso di appartenenza e può portare a una maggiore

responsabilità. Rendila un'attività divertente che promuova le relazioni e migliori la salute invitando i membri della famiglia a partecipare agli esercizi.

11. Per gli anziani, monitorare il proprio successo può essere un potente motivatore. Le persone anziane dovrebbero essere incoraggiate a tenere un diario delle attività in cui possano scrivere il tipo di attività che intraprendono, il tempo trascorso in ciascuna di esse e i loro sentimenti in seguito. Le persone potrebbero essere incoraggiate a rimanere coinvolte utilizzando questo registro per monitorare i progressi nel tempo.

12. Per le persone che sono nuove nell'esercizio fisico o che non sono sicure su come procedere in sicurezza, ottenere una consulenza professionale può essere molto utile. Parla con un fisioterapista o un allenatore qualificato con esperienza nel fitness senior. Possono progettare piani di allenamento personalizzati che garantiscono azioni sicure ed efficaci.

Gli anziani possono rivendicare la propria indipendenza, migliorare la qualità della vita e mantenere una buona condizione fisica con gli esercizi sulla sedia. Ma il fattore più importante dovrebbe sempre essere la sicurezza. Gli anziani possono usufruire di un programma di fitness sicuro ed efficace che soddisfa le loro esigenze specifiche e migliora il loro benessere prestando ascolto a questi avvertimenti e raccomandazioni. L'esercizio fisico frequente è fondamentale per un buon invecchiamento poiché migliora il benessere mentale e sociale oltre alla forma fisica.

Strumenti E Attrezzature Necessari Per Gli Esercizi Sulla Sedia

Quando usi gli esercizi sulla sedia per migliorare la tua forma fisica, avere gli strumenti e le attrezzature giuste può aumentare significativamente l'efficacia della tua routine. Alcuni semplici accorgimenti possono contribuire a rendere gli allenamenti più comodi, sicuri e divertenti, anche se molti esercizi sulla sedia possono essere eseguiti senza alcuna attrezzatura specializzata. In questa sezione verranno trattati gli strumenti e le attrezzature essenziali che possono supportare le routine di esercizi sulle sedie per anziani.

1. Una sedia forte/robusta

Una sedia robusta è l'attrezzatura fondamentale per gli esercizi sulla sedia. Questa sedia dovrebbe essere robusta, comoda e adatta all'altezza. La sedia dovrebbe essere realizzata in modo da consentire all'utente di sedersi con i fianchi leggermente più alti delle ginocchia, i piedi appoggiati sul pavimento e le ginocchia piegate con un angolo di 90 gradi. Durante l'attività fisica, questa posizione è fondamentale per preservare il corretto equilibrio e la postura.

Offrendo un supporto aggiuntivo, i braccioli possono facilitare l'entrata e l'uscita dalla sedia. Una sedia con lo schienale dritto favorisce una buona postura, necessaria per una varietà di esercizi.

Superficie antiscivolo: per evitare scivolamenti durante lo spostamento, assicurarsi che la sedia sia su un pavimento stabile o abbia una superficie antiscivolo.

2. Bande di resistenza

Le fasce di resistenza sono strumenti pratici ed economici che aggiungono resistenza agli esercizi sulla sedia, aumentando la resistenza e la forza. Sono adatti a utenti con diversi livelli di forma fisica perché sono disponibili in una gamma di livelli di resistenza. Tra le varietà ci sono le bande ad anello, le bande piatte e le bande tubolari. Mentre le fasce tubolari sono dotate di maniglie per una migliore presa, le fasce elastiche sono in genere più pratiche per gli esercizi da seduti poiché possono essere fissate sotto i piedi.

Esercizi come sollevamento delle gambe, presse per il petto e curl per bicipiti da seduti possono essere eseguiti utilizzando le fasce di resistenza. Forniscono un modo sicuro per aumentare la resistenza senza correre il pericolo di lesioni derivanti dall'uso di pesi pesanti.

3. Manubri leggeri

Un'altra utile aggiunta a un programma di allenamento sulla sedia sono i manubri leggeri. Possono essere utilizzati in una varietà di esercizi e sono eccellenti per rafforzare la parte superiore del corpo. Scegli un peso che sia impegnativo ma fattibile. A seconda del loro livello di forza, gli anziani possono pesare da uno a cinque chili.

Scegli manubri facili da tenere in mano. Alcuni potrebbero includere superfici ruvide o gommate per impedire alle persone di scivolare, il che è particolarmente utile per chi ha le mani deboli.

Usa manubri che non causino dolore o tensione. Si consiglia di iniziare con pesi più piccoli e di aumentarli gradualmente man mano che la forza aumenta.

4. Una superficie antiscivolo o un tappetino da yoga

Gli esercizi sulla sedia possono essere resi più sicuri utilizzando un tappetino da yoga o assicurandosi che la superficie sia antiscivolo. Scivolamenti e cadute si evitano utilizzando un tappetino per attutire i piedi. Un tappetino più spesso è più adatto per le attività da seduti poiché può fornire una maggiore imbottitura.

Per evitare che il tappetino si muova durante l'allenamento, posizionarlo su una superficie piana e solida.

5. Sedia, cuscino o blocco yoga

Durante una serie di esercizi, un cuscino rigido o un blocco yoga possono aiutare a offrire comfort e supporto. Per rendere più semplici da eseguire alcuni allungamenti, sollevare le gambe con un blocco o un cuscino. Possono anche aiutarti a mantenere una postura corretta offrendo un supporto extra quando sei seduto. Durante gli allenamenti prolungati, l'utilizzo di un cuscino dal design rigido può rendere le cose più confortevoli.

6. Una bottiglia d'acqua

Qualsiasi regime di allenamento, compresi gli esercizi sulla sedia, richiede una corretta idratazione. Si consigliano pause regolari per l'idratazione quando l'acqua è facilmente accessibile. Puoi rimanere idratato mentre ti alleni con una bottiglia d'acqua piccola e leggera.

7. Un asciugamano

Durante gli allenamenti sulla sedia, un asciugamano può essere utilizzato per vari scopi. Coprire il sedile della sedia con un asciugamano potrebbe rendere la seduta più comoda e di sostegno. Nelle zone più calde, è possibile utilizzare anche un asciugamano per asciugare il sudore e mantenere l'igiene personale durante l'allenamento.

8. Apparecchiature audio o musica

Gli esercizi sulla sedia possono essere resi più divertenti e motivanti utilizzando la musica o un dispositivo audio. La musica energizzante aumenta la motivazione e l'umore durante l'esercizio. Le persone anziane potrebbero trovare più semplice completare gli esercizi se ricevono indicazioni e tempistiche dagli allenamenti audio guidati.

9. Manuale di allenamento o sorgente video

L'esperienza dell'esercizio con la sedia può essere notevolmente migliorata avendo accesso a un manuale di esercizi o a una risorsa video. Garantendo che gli esercizi vengano eseguiti correttamente, le istruzioni visive possono aiutare a ridurre il rischio di lesioni.

Le risorse con una varietà di attività incoraggiano la partecipazione regolare mantenendo le routine interessanti e accattivanti. Per assisterti nella definizione e nel raggiungimento dei tuoi obiettivi, diverse guide includono strumenti di monitoraggio.

10. Calzature di supporto

Le calzature adeguate sono fondamentali sia per il comfort che per la sicurezza durante gli allenamenti sulla sedia, anche se tecnicamente non si tratta di un'attrezzatura nel senso comune del termine. Le suole antiscivolo delle scarpe riducono il rischio di cadute, soprattutto quando ci si alza o ci si alza da una sedia. Le scarpe che calzano bene riducono la possibilità di disagio durante l'attività fornendo la giusta quantità di supporto e comfort.

Avere gli strumenti giusti per gli esercizi sulla sedia può migliorare l'esperienza complessiva e aumentare la sicurezza e l'efficacia delle sessioni. Oltre ad aggiungere varietà ai regimi di esercizio, una sedia robusta, fasce di resistenza, manubri leggeri e altre attrezzature utili soddisfano anche le esigenze specifiche degli anziani. Gli anziani possono impegnarsi più pienamente nella loro routine di esercizio fisico quando viene loro fornito un ambiente sicuro e confortevole, che migliora la loro salute fisica, indipendenza e qualità della vita. Come sempre, parla con il tuo medico prima di iniziare un nuovo programma di fitness, in particolare se soffri di condizioni mediche di base.

CAPITOLO 2: GUIDA INTRODUTTIVA ED ESERCIZI DI RISCALDAMENTO

Determina Il Tuo Attuale Livello Di Forma Fisica

Soprattutto per gli anziani di età superiore ai 70 anni, determinare il proprio attuale livello di forma fisica è un primo passo cruciale nello sviluppo di un programma di esercizi di successo. Puoi fissare obiettivi ragionevoli, adattare il tuo regime di allenamento alle tue capacità e monitorare i tuoi progressi nel tempo essendo consapevole della tua condizione fisica attuale. Il tuo medico potrebbe essere informato di eventuali limitazioni particolari che potresti avere da questa valutazione.

Perché dovresti esaminare il tuo livello di forma fisica?

1. Ognuno di noi ha un fisico unico, soprattutto quando invecchia. Determinando il tuo livello di forma fisica, puoi modificare il tuo programma di allenamento per soddisfare i tuoi obiettivi e limiti specifici.

2. Riconoscere le tue capacità e i tuoi limiti può aiutarti a svilupparli, mentre riconoscere i tuoi limiti potrebbe indirizzarti verso aree in cui puoi migliorare.

3. Valutando il tuo livello di forma fisica, puoi creare obiettivi raggiungibili che ti motiveranno senza essere troppo impegnativo.

4. Valutazioni frequenti possono darti motivazione e senso di realizzazione permettendoti di monitorare il tuo sviluppo nel tempo.

5. Identificando possibili rischi per la salute o lesioni, una valutazione approfondita consente di evitare esercizi che potrebbero esacerbare condizioni preesistenti.

Quando valuti il tuo livello di forma fisica, esamina le seguenti aree chiave:

1. Resistenza cardiovascolare: Ciò parla della capacità del tuo cuore e dei tuoi polmoni di tollerare uno sforzo fisico prolungato.

Come valutare:

Il Timed Walk Test è un metodo fondamentale. Scopri quanta distanza puoi camminare in sei minuti su una linea retta e piana (come un binario o un corridoio). Una distanza comune per gli anziani è compresa tra 300 e 400 metri. Al suo posto puoi usare il tapis roulant o la cyclette.

2. Forza muscolare: Questa è la forza massima che un muscolo è in grado di produrre.

Come valutare:

Il Chair Stand Test è un metodo di valutazione. Metti le braccia sul petto e siediti sul bordo di una sedia stabile. Alzati, poi fai una pausa di 30 secondi per sederti. Durante questo periodo, conta il numero di volte in cui riesci ad alzarti in piedi. Da 8 a 12 ripetizioni sono in genere un buon punteggio. Valuta la tua capacità di completare i curl per bicipiti da seduti con piccoli pesi per un test più difficile.

3. Flessibilità: La gamma di movimento dei muscoli e delle articolazioni è ciò che è noto come flessibilità.

Come valutare:

Un ottimo sostituto è il Chair Sit and Reach Test. Con un piede sul pavimento e una gamba tesa davanti a te, siediti sul bordo di una sedia. Raggiungi le dita dei piedi della gamba tesa con entrambe le mani. Valuta la tua gamma di movimento oltre le dita dei piedi. È considerato appropriato che gli anziani siano 2-4 pollici oltre le dita dei piedi.

4. Equilibrio: Mantenere l'indipendenza e prevenire le cadute richiedono equilibrio.

Come valutare:

È possibile utilizzare una sedia per fornire supporto durante l'esecuzione del test in piedi su una gamba singola. Per tutto il tempo che puoi, stai su una gamba sola senza toccare nulla. Idealmente, mira ad almeno 10 secondi per gamba.

5. Composizione corporea: La percentuale di massa grassa e non grassa nel tuo corpo è nota come composizione corporea.

Come valutare:

Sebbene le misurazioni più accurate richiedano attrezzature specializzate, metodi di base come misurare la circonferenza della vita possono essere adeguati. Un elevato rischio di problemi di salute può essere indicato da una circonferenza della vita superiore a 35 pollici per le donne e 40 pollici per gli uomini.

Strumenti per la valutazione

1. **Tracker di fitness:** Il tuo livello totale di forma fisica è influenzato dalla frequenza cardiaca, dai ritmi del sonno e dai livelli di attività quotidiana, che possono essere utilmente determinati dai fitness tracker indossabili.

2. **App mobili:** Puoi navigare tra i test e monitorare i tuoi progressi nel tempo con l'aiuto di una varietà di app.

3. **Valutazione professionale:** Chiedi consiglio a un fisioterapista o un personal trainer specializzato in fitness per anziani, se possibile. Possono effettuare una valutazione completa e creare un piano di formazione personalizzato in base alle tue esigenze.

Un primo passo essenziale nella creazione di un programma di esercizi per anziani di successo è determinare il tuo attuale livello di forma fisica. Conoscere la composizione corporea, la forza fisica, la flessibilità, l'equilibrio e la resistenza cardiovascolare ti consente di fissare obiettivi ragionevoli, monitorare i tuoi progressi e, infine, migliorare la tua salute e il tuo benessere generale. Tieni presente che ognuno ha un percorso diverso verso il fitness, quindi devi andare alla tua velocità.

Stabilire Obiettivi Raggiungibili E Monitorare I Risultati

Stabilire obiettivi ragionevoli e monitorare efficacemente i progressi sono essenziali per ottenere il massimo dagli esercizi sulla sedia. Qualsiasi programma di esercizi dovrebbe includere la definizione degli obiettivi poiché fornisce ispirazione e guida. Stabilire obiettivi aiuta a mantenere la concentrazione sui propri obiettivi e facilita lo sviluppo di un piano d'azione metodico. Stabilire obiettivi chiari per gli anziani che eseguono esercizi sulla sedia può migliorare il loro benessere fisico, l'autostima e la qualità generale della vita.

Esistono due tipi di obiettivi: a breve termine e a lungo termine

Sono necessarie solo poche settimane o mesi per raggiungere obiettivi a breve termine. Possono mantenerti motivato e fungere da trampolino di lancio verso obiettivi più ambiziosi. Più importanti sono gli obiettivi a lungo termine, che potrebbero richiedere mesi o addirittura anni per essere raggiunti. Questi obiettivi forniscono al tuo percorso di fitness una prospettiva più ampia e ti consentono di concentrarti su importanti punti di svolta.

Assicurati che i tuoi obiettivi siano realistici, raggiungibili e adatti al tuo livello di abilità quando li imposti, soprattutto per gli esercizi sulla sedia. *Questa è una procedura dettagliata per creare obiettivi di successo:*

1. Prima di stabilire gli obiettivi, valuta il tuo livello di forma fisica. Pensa alla tua mobilità, forza, flessibilità ed equilibrio complessivi. Questa valutazione ti aiuterà a stabilire obiettivi ragionevoli e a capire cosa è fattibile.

2. Pensa agli aspetti della tua forma fisica che vorresti migliorare. Vuoi migliorare il tuo equilibrio, perdere peso o diventare più forte e flessibile? Sarà possibile stabilire obiettivi più mirati identificando chiaramente le aree su cui concentrarsi.

3. Utilizza il criterio SMART per assicurarti che i tuoi obiettivi siano efficaci:

- **Specifico:** *Indica chiaramente i tuoi obiettivi (ad esempio "Voglio migliorare la forza delle gambe").*

- **Misurabile:** *Stabilisci dei parametri di riferimento (ad esempio "Sarò in grado di eseguire 10 sollevamenti di gambe seduti di fila") per monitorare il tuo sviluppo.*

- **Ottenibile:** *Assicurati che i tuoi obiettivi (ad esempio "Aumenterò i sollevamenti delle gambe da seduto da 5 a*

10 entro quattro settimane") siano appropriati per il tuo attuale livello di forma fisica e per eventuali limitazioni.

- ● ***Pertinente:*** *I tuoi obiettivi dovrebbero essere in linea con i tuoi obiettivi di salute generale (ad esempio, "Migliorare la mia forza mi aiuterà a mantenere l'indipendenza").*

- ● ***Vincolo temporale:*** *Datti una scadenza per raggiungere i tuoi obiettivi (ad esempio, "Lo finirò entro il prossimo mese").*

4. Poiché la vita può essere imprevedibile, è fondamentale essere flessibili. Rivaluta i tuoi obiettivi e apporta le modifiche necessarie se incontri ostacoli o battute d'arresto. Essere adattabili ti mantiene motivato e impegnato nel tuo programma di allenamento.

Monitorare il tuo sviluppo

Monitorare i tuoi progressi è fondamentale per mantenere la motivazione e la concentrazione una volta stabiliti i tuoi obiettivi. Monitorare i tuoi risultati ti consente di riconoscere le aree che potrebbero richiedere maggiore attenzione e allo stesso tempo di apprezzare le tue vittorie. Di seguito sono riportati alcuni ottimi metodi per monitorare i progressi:

1. Annota gli esercizi, le ripetizioni e le emozioni mentre procedi. Documentando questi dati, sarai in grado di

monitorare il tuo sviluppo nel tempo e conoscere i tuoi successi.

2. Per monitorare visivamente i tuoi obiettivi e i tuoi progressi, crea un grafico dei progressi. Per monitorare parametri particolari, come il numero di ripetizioni o la durata di una sessione di allenamento, puoi utilizzare tabelle o grafici. Gli ausili visivi che evidenziano i tuoi progressi possono essere incredibilmente motivanti.

3. Suddividi i tuoi obiettivi a lungo termine in parti gestibili. Quando raggiungi ogni traguardo, che si tratti di migliorare le tue prestazioni in una particolare attività o di restare fedele al tuo programma, celebra i tuoi successi.

4. Esamina regolarmente il tuo percorso di fitness. Pensa a come si sono evoluti i tuoi obiettivi, alle sfide che hai incontrato e alle tue sensazioni fisiche. La riflessione può fornirti spunti importanti e consentirti di modificare i tuoi obiettivi secondo necessità.

5. Per responsabilità e supporto, parla ai tuoi cari dei tuoi obiettivi e risultati. Avere una rete di supporto potrebbe aiutarti a rimanere motivato e a seguire il tuo regime di allenamento.

Per gli anziani che praticano esercizi sulla sedia, un buon regime di fitness deve includere la definizione di obiettivi ragionevoli e il monitoraggio dei progressi. Puoi tracciare un percorso chiaro per raggiungere i tuoi obiettivi di fitness valutando il tuo attuale livello di forma fisica, individuando aree particolari che richiedono miglioramenti e creando obiettivi basati sui criteri SMART.

Includere Considerazioni Sociali Nei Programmi Di Esercizi Sulla Sedia

Mantenere una salute eccellente richiede attività fisica, in particolare per gli anziani sopra i 70 anni. L'aggiunta di aspetti sociali alle routine di esercizio fisico può aumentare notevolmente la motivazione, l'adesione e il benessere generale mentre le persone affrontano i problemi dell'invecchiamento. Le connessioni sociali, il coinvolgimento della famiglia e le sessioni di gruppo favoriscono un senso di responsabilità, incoraggiamento e appartenenza che può influenzare in modo significativo il loro percorso di fitness.

Il valore dell'impegno sociale nell'esercizio fisico

Essere socialmente coinvolti è un bisogno umano fondamentale. A questo dovrebbero prestare particolare attenzione le persone anziane, che potrebbero sentirsi sole o isolate. Coinvolgere i membri della famiglia in programmi di fitness o prendere parte a lezioni di ginnastica di gruppo può aiutare a creare un'atmosfera positiva che contrasta i pensieri negativi. Secondo gli studi, gli anziani che partecipano ad attività sociali hanno maggiori probabilità di attenersi ai loro regimi di fitness e di beneficiare dei numerosi vantaggi per la salute fisica e mentale offerti dall'esercizio fisico regolare.

1. **Motivazione migliorata:** Lavorare con altre persone potrebbe aumentare la motivazione. In un contesto di gruppo, i partecipanti possono aiutarsi a vicenda, condividere sfide e celebrare insieme i successi. Le persone anziane possono essere ispirate a superare la sofferenza o la fatica da questa esperienza condivisa, sapendo di avere alle spalle una rete di sostegno.

2. **Maggiore responsabilità:** La partecipazione familiare o l'educazione di gruppo possono promuovere la responsabilità. Gli anziani hanno meno probabilità di saltare una lezione o un allenamento quando sono consapevoli che gli altri contano su di loro per presentarsi. Potrebbero essere ispirati a mantenere la coerenza da questo impegno verso gli altri.

3. **Migliore salute mentale:** Gli anziani che fanno attività fisica e socializzano potrebbero superare i sentimenti di depressione e solitudine. Le interazioni sociali, la condivisione di esperienze e la conversazione possono migliorare la salute mentale e l'umore.

Un altro metodo eccellente per incorporare aspetti sociali nelle routine di esercizi sulla sedia è attraverso programmi di esercizi di gruppo specifici per anziani. Queste lezioni sono spesso tenute da insegnanti certificati che sono consapevoli delle esigenze speciali degli anziani e possono modificare gli esercizi per adattarli ai diversi livelli di forma fisica.

1. **Sessioni disponibili:** Una serie di sessioni di esercizi sulla sedia sono offerte da centri comunitari, palestre e istituti per anziani

2. **Creare una comunità:** La partecipazione regolare alle attività di gruppo incoraggia le persone a connettersi con i propri coetanei. Questi scambi hanno il potenziale per trasformarsi in amicizie nel tempo, fornendo supporto sociale al di fuori dell'ambiente della palestra. Oltre all'attività fisica, gli anziani potrebbero essere ansiosi di frequentare le lezioni per le amicizie che stringono con i loro coetanei.

3. **Coinvolgere gli insegnanti:** Insegnanti qualificati creano un'atmosfera accogliente oltre a condurre esercizi. Possono contribuire con idee, condurre discussioni di gruppo e aggiungere elementi sociali alla classe. Incoraggiando l'interazione tra gli studenti, un docente coinvolgente può favorire un senso di comunità.

Inoltre, la motivazione degli anziani e il piacere degli esercizi sulla sedia possono essere significativamente aumentati coinvolgendo i membri della famiglia. L'esercizio fisico si trasforma in un'attività familiare che favorisce il cameratismo, crea ricordi duraturi e rafforza i legami familiari.

1. **Creare una routine di fitness per la famiglia:** I membri della famiglia possono programmare allenamenti frequenti con i loro cari anziani, includendo il fitness nel loro programma quotidiano in modo divertente e interessante. Questo impegno condiviso migliora i legami familiari e incoraggia abitudini sane per le generazioni future, sia sotto forma di una lezione settimanale di esercizi sulla sedia che di un allenamento a casa.

2. **Renderlo divertente:** L'esercizio formale non è l'unico modo per coinvolgere la famiglia. Oltre a promuovere l'attività fisica, eventi divertenti come feste danzanti, giochi basati sul movimento o semplicemente una passeggiata nel parco possono tenere impegnati gli anziani. L'obiettivo è mantenere l'atmosfera divertente e spensierata.

3. **Promuovere la comprensione e il sostegno:** I membri della famiglia possono comprendere l'importanza dell'attività fisica nel mantenere l'indipendenza e la salute imparando a conoscere le attività specifiche che aiutano i loro cari anziani. Gli anziani potrebbero trovare più facile mantenere la propria routine di fitness grazie a queste informazioni, che possono migliorare l'empatia e il supporto.

4. **Creare abitudini sane:** Coinvolgendo le loro famiglie nell'attività fisica, gli anziani possono fungere da modelli positivi per le generazioni future. I membri della famiglia possono essere ispirati a vivere una vita più attiva come risultato di questa interazione, promuovendo il benessere generale della famiglia.

Rimuovere gli ostacoli all'impegno sociale

Anche se l'esercizio sociale ha molti vantaggi, alcuni anziani potrebbero avere difficoltà a parteciparvi. Risolvere questi ostacoli è essenziale per promuovere un ambiente accogliente e incoraggiante.

1. **Problemi di trasporto:** Raggiungere i centri comunitari o le attività di gruppo può essere difficile per molti anziani. I membri della famiglia possono aiutare fornendo il trasporto o organizzando allenamenti a casa. Gli anziani potrebbero anche essere in grado di ottenere il trasporto alle classi attraverso iniziative comunitarie.

2. **Problemi di salute:** Gli anziani possono preoccuparsi del proprio benessere fisico e della capacità di impegnarsi in esercizi di gruppo. È fondamentale assicurarsi che istruttori qualificati in grado di adattare gli esercizi a vari livelli di

abilità insegnino le lezioni. Secondo i familiari, gli anziani dovrebbero consultare il proprio medico prima di iniziare un nuovo programma di esercizi.

3. **Paura del giudizio:** In un contesto di gruppo, gli anziani possono sentirsi consapevoli delle proprie capacità. È essenziale creare un ambiente di lavoro amichevole in cui tutti siano incoraggiati, indipendentemente dal livello di forma fisica. Le parole incoraggianti degli insegnanti e degli altri partecipanti possono aiutare ad alleviare queste preoccupazioni.

4. **Mancanza di conoscenza:** Alcuni anziani potrebbero non essere a conoscenza delle numerose opzioni per esercizi familiari o sessioni di gruppo. Il passaparola di amici e familiari, volantini nei centri di quartiere e iniziative di sensibilizzazione della comunità possono aiutare le persone a diventare più consapevoli delle possibilità disponibili.

Per gli anziani sopra i 70 anni, aggiungere elementi sociali ai regimi di esercizi sulla sedia è un ottimo modo per migliorare la loro esperienza di fitness. Gli anziani che partecipano ai corsi di gruppo e con le loro famiglie possono ritrovare motivazione, responsabilità e senso di comunità. Possono superare i problemi interpersonali e godersi le vittorie, il che migliora il loro benessere generale e la salute fisica. Gli anziani possono rendere la loro routine di fitness più piacevole, duratura e parte essenziale della loro vita creando connessioni sociali.

Il Significato Del Riscaldamento

Qualsiasi programma di fitness deve includere un riscaldamento, ma è particolarmente importante per gli anziani che eseguono esercizi sulla sedia. Si tratta di aumentare progressivamente il flusso sanguigno, la frequenza cardiaca e la temperatura muscolare per preparare il corpo all'attività fisica. Oltre a migliorare le prestazioni, questa fase di pre-pianificazione riduce il rischio di infortuni. *Di seguito parleremo del valore del riscaldamento, dei suoi benefici e di come includerlo nella routine di allenamento:*

1. Vantaggi della Fisiologia

- **Aumento dell'apporto di ossigeno e del flusso sanguigno:** La frequenza cardiaca aumenta mentre ti riscaldi, il che fa sì che il tuo corpo pompi più sangue al suo interno. I muscoli ricevono più ossigeno e sostanze nutritive da questo aumento del flusso sanguigno, essenziale per un funzionamento ottimale. Quando i muscoli ricevono abbastanza ossigeno, diventano più efficaci nel produrre energia, consentendo allenamenti più lunghi. Poiché garantisce che il corpo possa resistere in sicurezza allo sforzo fisico, il riscaldamento è fondamentale soprattutto per gli anziani che potrebbero avere problemi di circolazione.

● **Aumento della temperatura muscolare:** La flessibilità muscolare e la funzione generale dipendono dall'aumento della temperatura muscolare, che si ottiene attraverso il riscaldamento. La gamma di movimento articolare aumenta e la rigidità diminuisce grazie alla maggiore flessibilità dei muscoli più caldi. Ne trarrebbero particolare beneficio gli anziani, che potrebbero presentare rigidità a causa di cambiamenti legati all'età nei muscoli e nei tessuti connettivi. Aumentando la flessibilità, il riscaldamento può migliorare il comfort e l'efficacia degli esercizi sulla sedia per gli anziani.

2. Prevenire gli infortuni

● **Ridurre lo sforzo muscolare:** Lo sforzo muscolare è uno degli effetti più pericolosi dell'esercizio fisico senza riscaldamento. È più probabile che si verifichino strappi e strappi nei muscoli freddi, il che può essere particolarmente dannoso per le persone anziane. Utilizzando il riscaldamento per aumentare gradualmente l'intensità delle loro attività, gli anziani possono ridurre il rischio di infortuni.

● **Lubrificazione articolare:** Il riscaldamento favorisce la produzione del liquido sinoviale, che lubrifica le articolazioni. Ciò è essenziale per mantenere la funzione e la salute delle articolazioni, in particolare negli anziani che possono soffrire di dolori articolari o artrite. Affinché gli allenamenti sulla sedia siano sicuri ed efficaci, le articolazioni ben lubrificate possono muoversi più liberamente.

3. Prontezza mentale

- **Preparazione psicologica:** Il riscaldamento ha un duplice scopo in termini di mente e corpo. Permette agli anziani di prepararsi psicologicamente per i loro allenamenti, concentrando la loro attenzione sui loro obiettivi di salute piuttosto che sulle distrazioni quotidiane. Un'attività fisica leggera può anche sollevare il morale, rendendo l'esercizio meno intimidatorio e più piacevole.

- **Creazione di una routine:** Puoi creare un'abitudine di allenamento persistente incorporando una routine di riscaldamento. Sottolinea il valore di un esercizio fisico costante dicendo al cervello quando è il momento di impegnarsi in un'attività fisica. Un noto riscaldamento può aiutare gli anziani a cui manca la voglia di iniziare una sessione di allenamento con più entusiasmo.

Tipi di esercizi di riscaldamento

Muovere diverse parti del corpo aumentando progressivamente la portata, la velocità o entrambe è noto come stretching dinamico. Cerchi con le braccia, oscillazioni delle gambe e torsioni del busto sono alcuni esempi. Oltre ad aumentare la flessibilità, queste azioni preparano il corpo ai movimenti specifici necessari per gli esercizi sulla sedia.

1. **Cardio morbido:** Il corpo può essere riscaldato con semplici esercizi cardiovascolari come piegamenti laterali, marcia seduta e colpetti morbidi con le dita dei piedi. Senza sottoporre il corpo a uno sforzo eccessivo, questi esercizi aumentano la frequenza cardiaca e la circolazione sanguigna.

2. **Tecniche di respirazione:** Incorporare esercizi di respirazione profonda nel riscaldamento può favorire il rilassamento mentale e fisico. Aumentando l'apporto di ossigeno e diminuendo l'ansia, la respirazione profonda crea un'atmosfera positiva per la sessione successiva.

Suggerimenti per gli anziani

Gli anziani dovrebbero riscaldarsi per cinque-dieci minuti, aumentando di intensità nel tempo. L'obiettivo è aumentare la temperatura muscolare e la frequenza cardiaca senza esercitare troppi sforzi. Inizia con movimenti delicati e procedi fino a quelli più vigorosi.

A seconda del livello di forma fisica di ogni persona e di eventuali problemi medici di base, il riscaldamento dovrebbe essere modificato. Per evitare disagi, gli anziani dovrebbero prestare attenzione al proprio corpo e apportare le modifiche necessarie. Le persone con mobilità ridotta possono trarre grandi benefici dagli esercizi di riscaldamento seduti.

Gli anziani dovrebbero rendere il riscaldamento una componente obbligatoria della loro routine di esercizi per ottenere tutti i vantaggi. Come per qualsiasi altro allenamento, la costanza è fondamentale per sviluppare forma fisica, forza e flessibilità generali.

Per gli anziani che eseguono esercizi sulla sedia in particolare, il riscaldamento è un passaggio cruciale per preparare il corpo all'esercizio. Aumentando il flusso sanguigno, riscaldando i muscoli, riducendo il rischio di infortuni e favorendo la prontezza mentale, un adeguato riscaldamento può aumentare significativamente la sicurezza e l'efficacia di un allenamento. Affinché gli anziani possano beneficiare dell'esercizio in modo sicuro ed efficiente, il riscaldamento dovrebbe essere una parte cruciale del loro regime di fitness.

In conclusione, è impossibile sopravvalutare l'importanza del riscaldamento; è il fondamento di un allenamento di successo e pone le basi per una migliore mobilità, indipendenza e salute. Gli anziani che includono un'approfondita routine di riscaldamento possono iniziare le loro avventure di fitness con gioia e fiducia, sapendo che stanno compiendo passi importanti per salvaguardare il proprio corpo mentre perseguono i propri obiettivi di salute.

Esercizi Di Riscaldamento Facili Da Fare Stando Seduti

Le attività di riscaldamento sono fondamentali per migliorare la flessibilità, prevenire gli infortuni e preparare il corpo ad attività fisiche più impegnative. Gli esercizi di riscaldamento eseguiti stando seduti possono essere un modo sicuro ed efficace per gli anziani, in particolare quelli sopra i 70 anni, per muoversi. Utilizzando questa tecnica, le persone possono trarre beneficio dall'esercizio fisico senza correre il pericolo di disagio o cadute. Gli esercizi di riscaldamento da seduti elencati di seguito mirano a vari gruppi muscolari, aumentano il flusso sanguigno e migliorano la salute generale.

1. Marciare da seduti

Tempi: due/tre minuti

Un modo efficace per migliorare il flusso sanguigno alle gambe e prepararsi per altri esercizi è marciare stando seduti.

Istruzioni:

1. Appoggia i piedi sul pavimento e siediti dritto su una sedia robusta.
2. Alza un ginocchio al petto e alza l'altro braccio per iniziare la marcia.

3. Alternare i lati in modo costante e lento.
4. Respira profondamente e mantieni la postura corretta.

2. Rulli per il collo

Tempi: da uno a due minuti

I rotoli per il collo sono un riscaldamento essenziale per chiunque trascorra molto tempo seduto poiché aiutano a rilasciare la tensione nelle spalle e nel collo.

Istruzioni:

1. Con le spalle rilassate e la schiena dritta, siediti comodamente.
2. Lascia cadere delicatamente l'orecchio destro sulla spalla destra.
3. Lascia che il mento affondi nel petto mentre muovi lentamente la testa in avanti.
4. Continua a girare la testa verso sinistra finché l'orecchio sinistro non è vicino alla spalla sinistra.
5. Continua la sequenza andando nella direzione opposta.

3. Rotoli delle spalle

Tempi: da uno a due minuti

Esercitando il cingolo scapolare, le rotazioni delle spalle migliorano la gamma di movimento e riducono la tensione.

Istruzioni:

1. Con le braccia lungo i fianchi e la schiena dritta, siediti.
2. Solleva le spalle vicino alle orecchie e fai un respiro profondo.
3. Ruota le spalle indietro e in basso mentre rilasci il respiro.
4. Dopo dieci-quindici ripetizioni, inizia a muovere le spalle in avanti.

4. Il braccio si solleva da seduti

Tempi: da uno a due minuti

I sollevamenti del braccio seduto aumentano la mobilità delle spalle e aumentano il flusso sanguigno verso la parte superiore del corpo.

1. Con i piedi appoggiati a terra, prendi un posto alto sulla sedia.
2. Alza entrambe le braccia verso l'alto e fai un respiro profondo.
3. Abbassa le braccia lungo i fianchi e rilascia il respiro.
4. Presta attenzione al tuo respiro mentre esegui questa azione da dieci a quindici volte.

5. Torsioni del busto

Tempi: da uno a due minuti

Le torsioni del busto aumentano la flessibilità dei muscoli centrali e la mobilità della colonna vertebrale.

Istruzioni:

1. Con le mani appoggiate sulle ginocchia e i piedi appoggiati sul pavimento, siediti con la schiena dritta.
2. Fai un respiro profondo ed estendi la schiena.
3. Con la mano sinistra che ti sostiene sul ginocchio destro, ruota con attenzione il busto verso destra mentre rilasci il respiro.

4. Ritorna al centro dopo aver mantenuto la posizione per un breve periodo.
5. Sul lato sinistro, ripeti.
6. Ruota ciascun lato da cinque a dieci volte.

6. Rotazioni del polso e della caviglia

Tempi: due/tre minuti

Le rotazioni del polso e della caviglia sono fondamentali per promuovere la mobilità e riscaldare le articolazioni.

Istruzioni:

1. Ruota i polsi estendendo un braccio davanti a te e puntando il palmo verso il basso.
2. Prima di ruotare il polso in senso antiorario, ruotalo in senso orario per dieci-quindici secondi.
3. Sull'altro polso, ripeti.
4. Ruota la caviglia in senso orario e antiorario per dieci-quindici secondi dopo aver sollevato leggermente un piede da terra. Fai lo stesso con l'altra caviglia.

7. Piegamenti laterali quando si è seduti

Tempi: da uno a due minuti

Allungando i muscoli sui lati del corpo, i piegamenti laterali da seduti migliorano la flessibilità e allentano la tensione.

Istruzioni:

1. Metti le mani sulle cosce e siediti con i piedi appoggiati sul pavimento.
2. Fai un respiro e solleva il braccio destro sopra la testa.
3. Senti un allungamento sul lato destro mentre ti pieghi a sinistra e rilasci il respiro.
4. Dopo aver mantenuto la posizione per alcuni secondi, torna al centro.
5. Dall'altra parte, ripeti.
6. Esegui 5-10 ripetizioni su ciascun lato.

8. Il tallone scivola mentre si è seduti

Tempi: da uno a due minuti

Senza sottoporre a sforzo eccessivo le articolazioni, gli scivoli del tallone favoriscono il movimento della parte inferiore del corpo e coinvolgono le gambe.

Istruzioni:

1. Con la schiena dritta, siediti sul bordo della sedia.
2. Tenendo il tallone a terra, estendi una gamba davanti a te.
3. Piega il ginocchio e riporta delicatamente il tallone più vicino al corpo.
4. Fatelo da dieci a quindici volte su ciascuna gamba.

9. Pratica la respirazione profonda

Tempi: due/tre minuti

Qualsiasi routine di riscaldamento deve includere una respirazione profonda poiché migliora il flusso di ossigeno e favorisce la calma.

1. Con le mani sulle ginocchia, siediti comodamente.
2. Per espandere la pancia e riempire i polmoni, fai un respiro profondo attraverso il naso.
3. Fai una pausa e trattieni il respiro.
4. Lascia che il tuo corpo si rilassi mentre rilasci lentamente il respiro attraverso le labbra.
5. Per cinque o dieci respiri, ripeti la tecnica.

Gli esercizi di riscaldamento seduti sono una componente cruciale del fitness, in particolare per gli anziani. Questi allenamenti semplici ma efficaci migliorano la circolazione e la flessibilità preparando il corpo per attività più impegnative. Gli anziani possono trarre beneficio dall'attività fisica mettendo al primo posto il loro comfort e la loro sicurezza incorporando questi esercizi di riscaldamento seduti nella loro routine quotidiana.

Tecniche Per Rilassare La Respirazione

Anche se la respirazione è un aspetto vitale della vita, molte persone ne sottovalutano l'importanza per il benessere sia mentale che fisico. Il nostro respiro accelera e diventa superficiale quando siamo stressati o ansiosi, il che esacerba la tensione e il disagio. D'altro canto, l'utilizzo di metodi di respirazione specifici può promuovere la calma, ridurre la tensione e migliorare la salute generale. Per aiutare gli anziani e le persone di tutte le età a rilassarsi e calmarsi, questa sezione esaminerà diverse tecniche pratiche di respirazione.

Comprendere il significato della consapevolezza del respiro è essenziale prima di approfondire determinate tecniche. Essere consapevoli dei propri schemi respiratori e comprendere come si collegano ai propri stati emotivi e fisici è noto come consapevolezza del respiro. Puoi identificare i fattori di stress e passare consapevolmente a schemi di respirazione più profondi e calmanti aumentando la consapevolezza del tuo respiro.

La consapevolezza del respiro è un'utile tecnica di rilassamento. *Ecco alcune cose importanti a cui pensare:*

● Concentrandoti sul tuo respiro e vivendo nel presente, potresti sentirti più radicato, meno stressato e sopraffatto.

● Potresti essere in grado di regolare meglio il modo in cui reagisci allo stress se sei consapevole di come il tuo respiro fluttua in risposta a determinate emozioni.

● Per combattere la risposta di lotta o fuga causata dallo stress, una respirazione profonda e costante può innescare la risposta di rilassamento del corpo.

Tecniche di respirazione rilassante

1. Respirazione del ventre o respirazione diaframmatica

Per migliorare l'assorbimento dell'ossigeno, la respirazione diaframmatica, detta anche respirazione del ventre, comporta l'aspirazione dell'aria in profondità nei polmoni. Promuovendo il sistema nervoso parasimpatico, che calma il corpo, questo metodo migliora il rilassamento.

Metodi per la pratica:

1. Scegli una posizione comoda in cui sederti o sdraiarti.
2. Due mani dovrebbero essere posizionate rispettivamente sul petto e sull'addome.
3. Fai un respiro profondo attraverso il naso, lasciando che il petto rimanga per lo più fermo mentre l'addome si solleva.
4. Senti il tuo addome rilassarsi mentre rilasci lentamente il respiro attraverso le labbra.

5. Concentrati sull'alzarsi e abbassarsi dell'addome mentre ripeti per alcuni minuti.

2. 4-7-8 Inspirazione

La tecnica di respirazione 4-7-8 è stata creata dal Dr. Andrew Weil con l'obiettivo di favorire il rilassamento e ridurre l'ansia. Per un conteggio accurato, questo metodo prevede di fare un respiro profondo, trattenerlo e poi rilasciarlo.

Metodi per la pratica:

1. Inizia trovando una postura comoda per sederti o dormire.
2. Per quattro conteggi, chiudi gli occhi e fai un respiro profondo attraverso le narici.
3. Per il conteggio fino a sette, trattieni il respiro.
4. Contando fino a otto, espira lentamente e completamente attraverso la bocca.
5. Per quattro respiri completi, ripeti questo ciclo, aumentando il numero di ripetizioni man mano che ti senti più a tuo agio.

3. Respirazione quadrata o respirazione a scatola

Il personale sportivo e militare utilizza la respirazione a scatola, una tecnica semplice ma efficace, per aumentare la concentrazione e ridurre lo stress. Questo metodo crea un ritmo "a scatola" inspirando, trattenendo, espirando e trattenendo il respiro per un conteggio uguale.

Metodi per la pratica:

1. Mantieni la schiena dritta quando sei seduto comodamente.
2. Fai un respiro profondo attraverso il naso per quattro conteggi.
3. Per quattro conteggi, trattieni il respiro.
4. Fai un respiro lento, contando quattro volte, fuori dalla bocca.
5. Per un altro conteggio fino a quattro, trattieni il respiro.
6. Per alcuni minuti, ripeti questo ciclo prestando attenzione al ritmo della respirazione.

4. Respirazione a narici alternate, o Nadi Shodhana

La respirazione a narici alternate, o nadi shodhana, è una tecnica yoga per bilanciare l'energia del corpo e promuovere la pace mentale. Questo esercizio può aiutarti a sentirti meno stressato e a pensare in modo più chiaro.

Metodi per la pratica:

1. Mantenere la colonna vertebrale dritta quando si è seduti comodamente.
2. Sigilla la narice destra con il pollice.
3. Fai un respiro profondo attraverso la narice sinistra.
4. Usando l'anulare destro, chiudi la narice sinistra, quindi apri la narice destra.
5. Espira attraverso la narice destra.
6. Chiudi la narice destra con il pollice dopo aver fatto un respiro profondo.
7. Respira attraverso la narice sinistra dopo averla rilasciata.
8. Per diversi minuti, continua a farlo concentrandoti sulle sensazioni respiratorie.

5. Visualizzazione della respirazione

Stimolando la tua immaginazione, la visualizzazione combinata con la respirazione potrebbe aiutarti a rilassarti. Con questo metodo puoi concentrarti sul respiro mentre visualizzi una scena calma.

Metodi per la pratica:

1. Trova una posizione che ti faccia sentire a tuo agio, quindi chiudi gli occhi.
2. Respira profondamente alcune volte per trovare il tuo nucleo.
3. Immagina una tonalità o un ambiente rilassante (come una spiaggia o una foresta serena) quando fai un respiro.
4. Immagina di rilasciare stress e tensione nell'atmosfera mentre espiri.
5. Continua a farlo per qualche minuto in modo da poterti immergere completamente nella visualizzazione.

Ci sono diversi vantaggi nell'utilizzare diverse tecniche di respirazione per il rilassamento e la salute generale, come ad esempio:

- **Diminuzione di ansia e stress:** La respirazione profonda e lenta attiva il sistema nervoso parasimpatico, che abbassa i livelli di ansia e cortisolo.

- **Aumento della concentrazione e dell'attenzione:** Utilizzando tecniche di respirazione consapevole, puoi aumentare la concentrazione e la chiarezza mentale, il che ti renderà più facile completare le attività.

● **Migliore qualità del sonno:** Puoi addormentarti e rimanere addormentato più facilmente se incorpori tecniche di respirazione nella tua routine notturna.

● **Migliore salute fisica:** La respirazione profonda favorisce il flusso di ossigeno in tutto il corpo, il che fa bene al cuore e alla vitalità in generale.

Includi questi esercizi di respirazione nella tua pratica quotidiana per trarne il massimo:

● **Esercitazioni al mattino:** Per creare un'atmosfera positiva, inizia ogni giornata con alcuni minuti di respirazione profonda.

● **Utilizzo in situazioni stressanti:** Prenditi un momento per praticare una delle tecniche di respirazione che ti aiutano a riprendere il controllo quando ti senti sovraccaricato o sotto pressione.

● **Stabilisci una routine di rilassamento:** Pianifica ogni giorno del tempo per rilassarti, incorporando esercizi di respirazione con altre attività calmanti come la meditazione o lo stretching delicato.

Le tecniche di respirazione sono un potente strumento per migliorare il benessere generale, ridurre lo stress e incoraggiare il rilassamento. Incorporando queste tecniche nella tua routine quotidiana, puoi rafforzare la tua resilienza e il tuo senso di calma, il che ti renderà più facile affrontare le sfide della vita. Trovare una strategia che funzioni per te e incorporarla nella tua routine di benessere è fondamentale, indipendentemente dal fatto che tu scelga di utilizzare la respirazione diaframmatica, la respirazione 4-7-8, la respirazione box o un altro metodo.

CAPITOLO 3: ESERCIZI SEMPLICI SULLA SEDIA PER GLI ANZIANI

Per La Forza Fisica

1. Toe Toe seduti

Istruzioni:

1. Siediti su una sedia con i piedi appoggiati sul pavimento.
2. Solleva il piede destro e batti le dita dei piedi contro il pavimento davanti a te, quindi torna alla posizione di partenza.
3. Ripeti con il piede sinistro, alternando i lati.

Vantaggi:

1. Rafforza la parte inferiore delle gambe e migliora la flessibilità della caviglia.
2. I movimenti controllati aiutano a migliorare la coordinazione e l'equilibrio.
3. Rafforza i muscoli della parte inferiore delle gambe, necessari per le attività quotidiane come camminare.

2. Posa dell'aquila seduta

Istruzioni:

1. Siediti dritto sulla sedia, con i piedi appoggiati a terra.
2. Incrocia le braccia davanti a te, una sotto l'altra.
3. Piega i gomiti e unisci le mani. Mantieni questa posizione per alcuni respiri.
4. Rilascia e ripeti dall'altra parte.

Vantaggi:

1. Include una maggiore flessibilità della parte superiore del corpo e una maggiore libertà di movimento delle spalle.
2. Riduce lo sforzo nella parte superiore della schiena.
3. Aumenta l'attenzione e la concentrazione attraverso il movimento consapevole.

3. Posizione della montagna seduti

Istruzioni:

1. Sedersi in posizione eretta su una sedia, con i piedi appoggiati sul pavimento e le mani appoggiate sulle ginocchia.

2. Fai un'inspirazione profonda tenendo le braccia alte e i palmi rivolti l'uno verso l'altro.
3. Mantieni la posa per qualche respiro e senti l'allungamento della colonna vertebrale.
4. Espira, quindi abbassa le braccia fino alle ginocchia.

Vantaggi:

1. Migliora la forza del core e la stabilità della postura.
2. Aumenta la consapevolezza della respirazione e l'allineamento del corpo.
3. La respirazione mirata e lo stretching possono aiutare ad alleviare l'ansia.

4. Pressa per il petto con fascia da seduti

Istruzioni:

1. Sedersi eretti su una sedia robusta, con i piedi a livello del suolo e la schiena dritta.
2. Posiziona una fascia di resistenza sulla schiena e fissala allo schienale della sedia.
3. Tieni le maniglie della fascia all'altezza delle spalle, con i palmi rivolti in avanti e i gomiti piegati a 90 gradi.

4. Espira e spingi le impugnature in avanti, estendendo completamente le braccia e mantenendo i gomiti leggermente piegati.
5. Fai una pausa alla fine del movimento, inspira e ritorna alla posizione di partenza con controllo.

Vantaggi:

1. Aumenta la forza della parte superiore del corpo rafforzando i muscoli pettorali, deltoidi e tricipiti.
2. Migliora la stabilità della spalla e la mobilità funzionale.
3. Migliora la postura rafforzando i muscoli del torace e delle spalle.

5. Curl per bicipiti da seduti

Istruzioni:

1. Siediti su una sedia con un manubrio in ciascuna mano, le braccia lungo i fianchi e i palmi rivolti in avanti.
2. Espira mentre porti i pesi sulle spalle, mantenendo i gomiti vicini al corpo.
3. Contrai i bicipiti al culmine del movimento, quindi inspira mentre riporti i pesi nella posizione iniziale.

1. Isola e sviluppa i bicipiti, migliorando la forza e il tono delle braccia.
2. Aumenta la forza di presa, necessaria per le attività regolari.
3. Migliora i movimenti funzionali, facilitando attività come il sollevamento di merci.

6. Pressa per spalle da seduto

Istruzioni:

1. Sedersi su una sedia con la posizione verticale con un manubrio in ciascuna mano all'altezza delle spalle, con i palmi rivolti in avanti.
2. Espira e spingi i manubri sopra la testa finché le braccia non sono completamente distese.
3. Abbassa i pesi all'altezza delle spalle mentre respiri e mantieni il controllo durante l'esercizio.

Vantaggi:

1. Aumenta la forza muscolare delle spalle, consentendo una maggiore mobilità sopra la testa.
2. Migliora la stabilità dell'articolazione della spalla e riduce il rischio di lesioni.

3. Promuove una postura corretta e la forza della parte
superiore del corpo.

7. Stretching laterale da seduti

Istruzioni:

1. Siediti su una sedia, con i piedi appoggiati a terra.
2. Alza il braccio destro sopra la testa e piegalo a sinistra finché
non senti un allungamento lungo il lato destro.
3. Fai una pausa per qualche respiro prima di tornare al centro
e continuare dall'altro lato.

Vantaggi:

1. Migliora la flessibilità della colonna vertebrale e del busto.
2. Aiuta a ridurre la tensione sui fianchi e sulla parte bassa della
schiena.
3. Migliora i modelli di respirazione estendendo il torace e la
gabbia toracica.

8. Squat alla sedia modificato

Istruzioni:

1. Sedersi sul bordo di una sedia robusta, con i piedi alla larghezza dei fianchi, appoggiati sul pavimento.
2. Inclinati leggermente in avanti e alzati dalla sedia, utilizzando i muscoli del core e delle gambe.
3. Abbassati con attenzione sulla sedia.

Vantaggi:

1. Aumenta la forza della parte inferiore del corpo, in particolare dei quadricipiti, dei muscoli posteriori della coscia e dei glutei.
2. Aumenta la mobilità funzionale, rendendo più facile alzarsi dalla posizione seduta.
3. Promuove l'equilibrio e la stabilità.

Per La Salute Del Cuore

1. Seduto piegato in avanti

Istruzioni:

1. Siediti su una sedia con i piedi appoggiati sul pavimento.
2. Inspira e poi alza le braccia in alto.
3. Espira mentre ti pieghi in avanti sui fianchi e abbassi le mani sul pavimento o le appoggi sulle gambe.
4. Mantieni la posizione per qualche respiro, lasciando che la schiena si allunghi e la testa si abbassi.
5. Inspira per tornare in posizione eretta.

Vantaggi:

1. Migliora la flessibilità della colonna vertebrale e dei muscoli posteriori della coscia.
2. Migliora la circolazione in tutto il corpo.
3. Riduce lo stress e favorisce il rilassamento.

2. Posa dal piede al sedile

Istruzioni:

1. Sedersi su una sedia robusta con la schiena dritta e i piedi orizzontali.
2. Solleva il piede destro e posizionalo sulla coscia sinistra.
3. Tieni la schiena dritta e premi delicatamente verso il basso il ginocchio destro per aumentare l'allungamento.
4. Mantieni la posizione per qualche respiro, poi cambia gamba.

Vantaggi:

1. Aumenta la flessibilità dell'anca e della coscia.
2. Aumenta il flusso sanguigno alle gambe, contribuendo potenzialmente ad alleviare la rigidità.
3. Migliora la postura aprendo i fianchi.

3. Posa della palma

Istruzioni:

1. Sedersi con la schiena eretta su una sedia, con i piedi appoggiati sul pavimento.
2. Inspira e alza le braccia, intrecciando le dita.

3. Raggiungi il soffitto e allunga la colonna vertebrale.
4. Mantieni la posizione per qualche respiro, poi abbassa le
   braccia.

Vantaggi:

1. Migliora la forza e la flessibilità della parte superiore del
   corpo.
2. Incoraggia la respirazione profonda, che apporta benefici alla
   salute del cuore.
3. Migliora la concentrazione e l'equilibrio, portando ad una
   maggiore stabilità.

4. Posizione del triangolo

Istruzioni:

1. Siediti su una sedia con la gamba destra estesa di lato e il
   piede appoggiato a terra.
2. Alza il braccio sinistro verso l'alto e allunga la mano sopra la
   gamba destra per un allungamento laterale.
3. Mantieni la posizione per qualche respiro, poi cambia lato.

1. Migliora la flessibilità del corpo laterale e la forza del core.
2. Aumenta la flessibilità delle gambe e dei fianchi, migliorando la mobilità.
3. Incoraggia la respirazione profonda, che può aiutare ad abbassare la pressione sanguigna.

5. Allungamenti delle gambe da seduti

Istruzioni:

1. Siediti sul bordo della sedia, con i piedi appoggiati sul pavimento.
2. Allunga la gamba destra davanti a te, flettendo il piede.
3. Mantieni la posizione per alcuni secondi finché non senti l'allungamento del polpaccio e del tendine del ginocchio.
4. Abbassa la gamba, quindi passa alla gamba sinistra.

Vantaggi:

1. Aumenta la flessibilità dei muscoli posteriori della coscia e dei polpacci.
2. Aumenta la circolazione nelle gambe, il che è benefico per la salute del cuore.
3. Aiuta a ridurre la tensione muscolare.

6. Allungamenti dei polpacci

Istruzioni:

1. Siediti con la schiena dritta e i piedi appoggiati a terra.
2. Estendi una gamba in avanti, tallone a terra, punte rivolte verso l'alto.
3. Piegati leggermente in avanti e senti l'allungamento del polpaccio.
4. Mantieni la posizione per qualche respiro, poi cambia gamba.

Vantaggi:

1. Aumenta la flessibilità e l'elasticità dei vitelli.
2. Migliora la circolazione, essenziale per la salute del cuore.
3. Aiuta ad alleviare i crampi e la rigidità della parte inferiore delle gambe.

7. Squat alla sedia

Istruzioni:

1. Sedersi sul bordo della sedia, con i piedi alla larghezza dei fianchi.
2. Piegati leggermente in avanti e alzati dalla sedia con le gambe, mantenendo la schiena dritta.
3. Per sederti senza usare le mani, abbassati delicatamente.
4. Ripeti più volte.

Vantaggi:

1. Migliora la forza e l'equilibrio delle gambe.
2. Una maggiore attività fisica aiuta a migliorare la salute del cuore.
3. Migliora la coordinazione e la stabilità.

8. Posizione seduta del ginocchio sul petto

Istruzioni:

1. Siediti dritto sulla sedia, con i piedi a livello del suolo.
2. Porta un ginocchio al petto e tienilo con entrambe le mani.
3. Trattenete qualche respiro prima di abbassare e scambiare le gambe.

Vantaggi:

Riduce la rigidità nella parte bassa della schiena e nei fianchi.
Migliora la circolazione nella parte inferiore del corpo.
Favorisce il rilassamento e riduce la tensione.

Per I Pazienti Su Sedia A Rotelle

1. Espansioni del torace da seduti

Istruzioni:

1. Sedersi in posizione eretta sulla sedia a rotelle, con la schiena dritta.
2. Tieni una fascia di resistenza o tieni le braccia distese davanti a te all'altezza delle spalle.
3. Tirare lentamente le braccia verso l'esterno, allungando la fascia o allargando le braccia ai lati, i gomiti leggermente piegati.
4. Stringi insieme le scapole ed estendi il petto.
5. Mantenere la posizione per qualche secondo prima di tornare alla posizione di partenza.
6. Ripeti 10-15 volte.

Vantaggi:

1. Migliora la forza e la flessibilità della parte superiore del corpo.
2. Attiva i muscoli della parte superiore della schiena e del torace, migliorando così la postura e l'allineamento della colonna vertebrale.
3. Aumenta la capacità polmonare e l'efficienza respiratoria.

2. Allungamenti delle braccia laterali da seduti

Istruzioni:

1. Sedersi in posizione eretta sulla sedia a rotelle, con i piedi appoggiati sul pavimento o sui poggiapiedi.
2. Sollevare un braccio sopra la testa ed estenderlo verso il lato opposto.
3. Mantieni l'allungamento per 15-30 secondi, sentendolo lungo il fianco.
4. Ritorna alla posizione di partenza, quindi ripeti dal lato opposto.
5. Ripeti da 5 a 10 volte, cambiando lato.

Vantaggi:

1. Aumenta la flessibilità laterale e il movimento del busto.
2. Aiuta ad alleviare la tensione delle spalle e del collo.
3. Incoraggia la respirazione profonda per il rilassamento e la chiarezza mentale.

3. Stretching per immersioni da seduti

Istruzioni:

1. Sedersi in posizione eretta sulla sedia a rotelle, con i piedi appoggiati a terra.
2. Piegati in avanti ed estendi le braccia sopra la testa, cercando di raggiungere le dita dei piedi o il punto in cui ti senti a tuo agio.
3. Mantieni la posa per alcuni secondi e respira profondamente.
4. Ritorna gradualmente alla posizione eretta.
5. Ripeti 5-10 volte.

Vantaggi:

1. Migliora la flessibilità generale e la gamma di movimento.
2. Il movimento controllato favorisce il rilassamento e l'alleviamento dello stress.

4. Cerchi con le braccia sollevate da seduti

Istruzioni:

1. Sedersi in posizione eretta sulla sedia a rotelle, con i piedi appoggiati sul pavimento.

2. Estendi le braccia lateralmente all'altezza delle spalle.
3. Inizia disegnando piccoli cerchi con le braccia e aumenta progressivamente la dimensione di ciascun cerchio.
4. Disegna 10 cerchi in una direzione, quindi passa alla direzione opposta.
5. Assicurati che il tuo core sia coinvolto durante tutta l'azione.

Vantaggi:

1. Aumenta la mobilità e la stabilità delle spalle.
2. Migliora la circolazione nelle braccia e nella parte superiore del corpo.
3. Aiuta ad alleviare la rigidità e lo stress nelle articolazioni della spalla.

5. Pugni sopra la testa da seduti

Istruzioni:

1. Sedersi in posizione eretta con i piedi ben piantati a terra.
2. Alza il braccio destro sopra la testa, come per dare un pugno verso l'alto.
3. Ritorna alla posizione iniziale e ripeti con il braccio sinistro.
4. Ripeti 10-15 volte, alternando le braccia.

Vantaggi:

1. Rafforza le spalle, le braccia e la parte superiore del torace.
2. Migliora la coordinazione e il ritmo.
3. Migliora la salute cardiovascolare aumentando la frequenza cardiaca durante l'esercizio.

6. Allungamenti dei fianchi da seduti

Istruzioni:

1. Sedersi in posizione eretta sulla sedia a rotelle, con la schiena dritta.
2. Posiziona una caviglia sull'altro ginocchio.
3. Premi delicatamente verso il basso il ginocchio sollevato per allungare l'allungamento.
4. Mantieni l'allungamento per 15-30 secondi prima di cambiare gamba.
5. Ripeti 5-10 allungamenti su ciascun lato.

Vantaggi:

1. Migliora la flessibilità dell'anca.
2. Riduce lo stress e il dolore nella parte inferiore del corpo.
3. Migliora la circolazione sanguigna negli arti inferiori.

7. Allungamenti delle gambe da seduti

Istruzioni:

1. Siediti in posizione eretta con la schiena dritta e i piedi appoggiati sul pavimento.
2. Estendi una gamba davanti a te e mantienila parallela al suolo.
3. Rimani in questa posizione per alcuni secondi prima di abbassare nuovamente la gamba.
4. Ripeti con la gamba avversaria.
5. Esegui 5-10 ripetizioni per gamba.

Vantaggi:

1. Migliora la forza e la mobilità delle gambe.
2. Allunga i muscoli posteriori della coscia e i polpacci.
3. Migliora la coordinazione e la stabilità della parte inferiore del corpo.

8. Torsione da seduti

Istruzioni:

1. Sedersi in posizione eretta sulla sedia a rotelle, con i piedi piatti.

2. Ruota il busto verso destra mentre tieni lo schienale della sedia a rotelle con la mano destra.

3. Mantieni la posizione per 15-30 secondi, sentendo l'allungamento della schiena.

4. Ritorna al centro e ripeti sul lato sinistro.

5. Ripeti da 5 a 10 volte, cambiando lato.

Vantaggi:

1. Aumenta la flessibilità e la mobilità della colonna vertebrale.

2. Riduce lo stress sulla schiena e sulle spalle.

3. Aumenta la stabilità e la forza del core.

Per La Perdita Di Peso

1. Posa del piccione seduto

Istruzioni:

1. Siediti sulla sedia con la caviglia destra sul ginocchio sinistro.
2. Inspira per allungare la colonna vertebrale, quindi espira mentre ti pieghi dolcemente in avanti, mantenendo la schiena dritta.
3. Mantieni la posizione per alcuni respiri mentre senti l'allungamento dell'anca.
4. Cambia lato e ripeti.

Vantaggi:

1. Apre i fianchi, alleviando la tensione e il disagio.
2. Migliora la flessibilità della parte inferiore del corpo.
3. Riduce la tensione e l'ansia.

2. Angolo laterale esteso della sedia

Istruzioni:

1. Siediti sul bordo della sedia, con i piedi ben piantati a terra.
2. Esegui un allungamento laterale estendendo il braccio destro sopra di te e inclinandoti a sinistra.
3. Usa la mano sinistra per sostenere il ginocchio sinistro.
4. Mantieni la posizione per qualche respiro, sentendo l'allungamento del lato del tuo corpo.
5. Cambia lato e ripeti.

Vantaggi:

1. Migliora la flessibilità della colonna vertebrale e dei lati del corpo.
2. Rafforza il core e gli obliqui.
3. Migliora l'equilibrio e la coordinazione.

3. Sollevamenti delle gambe da seduti

Istruzioni:

1. Siediti con la schiena dritta contro la sedia.
2. Estendi la gamba destra davanti a te, mantenendola parallela al suolo.

3. Tieni premuto per alcuni secondi per attivare il tuo nucleo, quindi rilascialo nuovamente.
4. Ripeti 10-15 volte, quindi passa alla gamba sinistra.

Vantaggi:

1. Rafforza i flessori dell'anca e i quadricipiti, aumentando il tono muscolare.
2. Migliora la stabilità e l'equilibrio del core.
3. Aiuta a bruciare calorie e favorisce la perdita di peso.

4. Gatto-Mucca seduto

Istruzioni:

1. Siediti con la schiena dritta, con i piedi appoggiati sul pavimento e le mani sulle ginocchia.
2. Inspira, inarca la schiena e guarda in alto (posizione della mucca).
3. Espira, curva la schiena e porta il mento verso il petto (posizione del gatto).
4. Continua ad alternare queste due posizioni per 5-10 respiri.

Vantaggi:

1. Migliora la flessibilità e la postura della colonna vertebrale.
2. Riduce lo stress alla schiena e al collo.
3. Incoraggia il rilassamento e la riduzione dello stress.

5. Guerriero seduto II

Istruzioni:

1. Siediti in posizione eretta sulla sedia, con i piedi appoggiati sul pavimento.
2. Estendi la gamba destra di lato, mantenendola dritta, e piega il ginocchio sinistro.
3. Alza le braccia parallelamente al pavimento ed esamina la punta delle dita destre.
4. Fai una pausa per qualche respiro prima di cambiare lato.

Vantaggi:

1. Migliora la forza e la stabilità della parte inferiore del corpo.
2. Migliora la concentrazione e il focus mentale.
3. Apre i fianchi e il torace, migliorando la flessibilità generale.

6. Saluto al sole seduti

Istruzioni:

1. Siediti in alto con le mani al centro del cuore.
2. Inspira sollevando le braccia verso l'alto e allungando la colonna vertebrale.
3. Espira, quindi piegati in avanti.
4. Inspira, torna alla posizione di partenza e ripeti il ciclo più volte.

Vantaggi:

1. Aumenta i livelli di energia sia nel corpo che nella mente.
2. Migliora la flessibilità generale e la circolazione.
3. La respirazione incoraggia la consapevolezza e il rilassamento.

7. Posa di piegamento in avanti da seduti (Paschimottanasana)

Istruzioni:

1. Sedersi sul bordo di una sedia robusta, con i piedi a livello del pavimento e alla larghezza dei fianchi.
2. Inspira profondamente e solleva le braccia in alto per allungare la colonna vertebrale.

3. Espira, quindi piegati in avanti, piegandoti sui fianchi e raggiungendo i piedi, gli stinchi o le caviglie.
4. Inclinati in avanti con la colonna vertebrale lunga per evitare di incurvare la schiena.
5. Mantieni la posa per qualche respiro, sentendo l'allungamento dei muscoli posteriori della coscia e della schiena.
6. Per rilasciare, tornare lentamente in posizione verticale.

Vantaggi:

1. Aumenta la flessibilità allungando la colonna vertebrale, i muscoli posteriori della coscia e le spalle.
2. Aiuta ad alleviare l'ansia e lo stress, migliorando la salute mentale generale.
3. Migliora la digestione e allevia i sintomi dell'insonnia.

8. Torsione da seduti

Istruzioni:

1. Siediti su una sedia con i piedi appoggiati sul pavimento.
2. Inspira per allungare la colonna vertebrale, quindi espira e ruota il busto verso destra, mantenendo la mano sinistra sul ginocchio e la mano destra dietro di te sulla sedia.

3. Mantieni la torsione per alcuni respiri, intensificando ad ogni espirazione.
4. Inspira per tornare al centro, quindi ripeti sul lato sinistro.

Vantaggi:

1. Migliora la mobilità e la flessibilità della colonna vertebrale.
2. Massaggia gli organi interni, favorendo la digestione.
3. Aiuta ad alleviare la tensione sulla schiena e sulle spalle.

Per Migliorare La Postura

1. Guerriero inverso seduto

Istruzioni:

1. Sedersi sul bordo di una sedia, con le gambe divaricate.
2. Inspira, quindi allunga un braccio sopra la testa, inclinandoti verso la gamba opposta.
3. Mantieni la posizione per 15-30 secondi, mantenendo il corpo allungato e il collo rilassato.
4. Cambia lato e ripeti.

Vantaggi:

1. Aumenta la forza delle gambe e la flessibilità laterale del corpo.
2. Migliora l'equilibrio generale e la coordinazione.
3. La respirazione profonda e deliberata aiuta ad aumentare la capacità polmonare.

2. Apertura del torace seduto

Istruzioni:

1. Sedersi sul bordo della sedia, con i piedi appoggiati a terra.
2. Inspira mentre alzi le braccia lungo i lati e stringi le mani dietro la schiena.
3. Espira e avvicina delicatamente le scapole per sollevare il petto.
4. Mantieni la posizione per 15-30 secondi, inspirando profondamente.

Vantaggi:

1. Apertura del torace e miglioramento della postura.
2. Allevia la rigidità delle spalle e della parte superiore della schiena.
3. Migliora la respirazione espandendo l'area del torace.

3. Magra alternativa alta seduta

Istruzioni:

1. Sedersi sul bordo della sedia, con i piedi sul pavimento.
2. Inspira tenendo entrambe le braccia sollevate, quindi espira inclinandoti leggermente su un lato.

3. Mantieni la posizione per 15-30 secondi prima di tornare al centro e cambiare lato.

Vantaggi:

1. Aumenta la flessibilità laterale e allunga i lati del busto.
2. Promuove la corretta postura allungando la colonna vertebrale.
3. Aumenta la circolazione in tutto il corpo.

4. Posa del cammello seduto

Istruzioni:

1. Sedersi sul bordo di una sedia robusta, con i piedi a livello del pavimento e alla larghezza delle spalle.
2. Inspira profondamente, sollevando il petto e riportando indietro le spalle.
3. Espira mentre inarchi delicatamente la schiena e raggiungi i talloni o la sedia dietro di te.
4. Mantieni il collo flessibile e non estendere la testa troppo indietro.
5. Mantieni la posizione per 15-30 secondi, inspirando profondamente.

Vantaggi:

1. Allungando la parte anteriore del corpo e aumentando la flessibilità della colonna vertebrale.
2. Rafforza i muscoli della schiena, migliorando la postura.
3. Aumenta la capacità polmonare e migliora la funzione respiratoria.

5. Posa del bambino felice seduto

Istruzioni:

1. Siediti sul bordo di una sedia, con i piedi appoggiati sul pavimento.
2. Piega le ginocchia e solleva i piedi da terra, tenendo le ginocchia tra le mani.
3. Tira delicatamente le ginocchia verso le ascelle mantenendo la schiena dritta.
4. Mantieni la posa per 15-30 secondi, inspirando profondamente.

Vantaggi:

1. Riduce la tensione della parte bassa della schiena e aumenta la mobilità dell'anca.
2. Aumenta la flessibilità nella zona dell'inguine e dei fianchi.

3. Favorisce il rilassamento e riduce la tensione.

6. Posizione del triangolo esteso

Istruzioni:

1. Sedersi con le gambe divaricate e i piedi flessi.
2. Inspira, alza le braccia ed espira mentre ti pieghi verso una gamba, la mano sulla coscia o il piede.
3. Estendi il secondo braccio verso l'alto e mantieni il busto aperto.
4. Mantieni la posizione per 15-30 secondi, quindi cambia lato.

Vantaggi:

1. Migliora l'equilibrio e la coordinazione.
2. Rafforza le gambe e allunga i lati del corpo.
3. Aumenta la flessibilità e riduce la tensione spinale.

7. Torsione spinale della sedia

Istruzioni:

1. Siediti eretto sulla sedia, con i piedi appoggiati a terra.
2. Inspira per allungare la colonna vertebrale, quindi espira e ruota il busto da un lato, utilizzando lo schienale come supporto.
3. Mantieni la posizione per 15-30 secondi, quindi cambia lato.

Vantaggi:

1. Aumenta la flessibilità e la mobilità della colonna vertebrale.
2. Riduce il dolore lombare incoraggiando un allineamento appropriato.
3. Il delicato massaggio alla pancia migliora la digestione.

Per Flessibilità, Mobilità Ed Equilibrio

1. Posa del Saggio 3 seduto

Istruzioni:

1. Siediti sulla sedia con la schiena eretta e stendi una gamba davanti a te.
2. Mantieni una colonna vertebrale lunga allungando le mani verso il piede della gamba estesa.
3. Mantieni la posizione per 30 secondi, quindi cambia lato.

Vantaggi:

1. Maggiore lunghezza dei muscoli posteriori della coscia e della parte bassa della schiena.
2. Migliora la flessibilità della colonna vertebrale.
3. Migliora la postura e riduce la rigidità.

2. Seduto con le gambe larghe. Piega in avanti

Istruzioni:

1. Sedersi sul bordo della sedia, con i piedi divaricati.
2. Inspira per allungare la colonna vertebrale, quindi espira e piegati in avanti partendo dai fianchi.

3. Appoggia le mani sul pavimento o sulle cosce, mantenendo la schiena piatta.
4. Mantieni la posizione per 30-60 secondi.

Vantaggi:

1. Allunga l'interno coscia e la parte bassa della schiena.
2. Migliora la mobilità dell'anca.
3. Riduce la tensione della parte inferiore del corpo, favorendo il rilassamento.

3. Posizione seduta ginocchio-petto

Istruzioni:

1. Siediti sulla sedia con i piedi appoggiati sul pavimento.
2. Porta un ginocchio al petto e tienilo con entrambe le mani.
3. Avvicina delicatamente il ginocchio mantenendo la schiena dritta.
4. Mantieni la posizione per 20-30 secondi, quindi cambia gamba.

Vantaggi:

1. Migliora la parte bassa della schiena e i flessori dell'anca.
2. Migliora la mobilità dell'anca.

3. Riduce la tensione nella parte inferiore della colonna vertebrale.

4. Posa di Re Artù

Istruzioni:

1. Siediti sulla sedia con i piedi appoggiati sul pavimento.
2. Estendi una gamba davanti, con il tallone a terra.
3. Inclinati lentamente in avanti dai fianchi, raggiungendo il piede esteso mantenendo la schiena piatta.
4. Mantieni la posizione per 20-30 secondi, quindi cambia lato.

Vantaggi:

1. Aumenta la flessibilità dei muscoli posteriori della coscia.
2. Rafforza la parte bassa della schiena.
3. Migliora la postura e riduce lo stress muscolare delle gambe.

5. Posa dell'albero seduto

Istruzioni:

1. Siediti in posizione eretta sulla sedia, con i piedi appoggiati sul pavimento.

2. Solleva il piede destro e posiziona la suola contro l'interno della coscia o del polpaccio sinistro.
3. Alza le braccia e i palmi delle mani uniti.
4. Mantieni la posizione per 20-30 secondi, quindi cambia gamba.

Vantaggi:

1. Migliora l'equilibrio e la coordinazione.
2. Sviluppa i muscoli del core e delle gambe.
3. Migliora la concentrazione e la consapevolezza fisica.

6. Posa ad angolo rilegato seduto

Istruzioni:

1. Sedersi sul bordo della sedia, con la schiena dritta.
2. Unisci le piante dei piedi e abbassa gradualmente le ginocchia di lato.
3. Tieni i piedi con le mani e mantieni la colonna vertebrale lunga.
4. Mantieni la posa da 30 secondi a 1 minuto.

Vantaggi:

1. Migliora i fianchi, l'interno coscia e l'inguine.

2. Aumenta la flessibilità dell'anca.

3. Migliora la circolazione in tutta la parte inferiore del corpo.

7. Posa ad angolo laterale esteso

Istruzioni:

1. Sedersi eretti, con i piedi divaricati e le dita rivolte in avanti.

2. Alza il braccio destro al cielo, quindi appoggia il gomito sinistro sulla coscia sinistra.

3. Allungati lateralmente, mantenendo il petto aperto.

4. Mantieni la posizione per 20-30 secondi, quindi cambia lato.

Vantaggi:

1. Rafforza gli obliqui e le gambe.

2. Migliora la flessibilità dell'anca e della colonna vertebrale.

3. Migliora l'equilibrio e la stabilità.

8. Colpi di pancia seduti

Istruzioni:

1. Sedersi in posizione eretta, con i piedi appoggiati sul pavimento.

2. Ruota il busto verso destra mentre afferri il lato della sedia con le mani.

3. Mantieni la colonna vertebrale dritta mentre approfondisci la torsione ad ogni espirazione.

4. Mantieni la posizione per 20-30 secondi, quindi cambia lato.

Vantaggi:

1. Aumenta la flessibilità della colonna vertebrale.
2. Migliora la digestione e riduce il gonfiore.
3. Rafforza i muscoli centrali.

CAPITOLO 4: MANTENERE LA MOTIVAZIONE E SUPERARE GLI OSTACOLI

Barriere Tipiche Dell'esercizio E Come Superarle

Per gli anziani che desiderano preservare o migliorare la propria salute, l'esercizio fisico offre numerosi vantaggi mentali, emotivi e fisici. Nonostante i vantaggi comprovati, molti anziani incontrano notevoli ostacoli all'impegno in un'attività fisica regolare. Rimanere attivi e condurre uno stile di vita più sano e indipendente dipende dall'identificazione e dal superamento di questi ostacoli. *Di seguito esamineremo alcuni ostacoli comuni al fitness degli anziani e forniremo modi praticabili per superarli:*

1. Limitazioni fisiche

Limitazioni fisiche come l'artrite, i dolori articolari e la diminuzione dei movimenti sono comuni quando le persone invecchiano. A causa di queste sfide, le forme tradizionali di esercizio fisico possono sembrare scoraggianti, portando ad ansia per lesioni o disagio. Iniziare un regime di fitness può essere intimidatorio per gli anziani che attualmente stanno affrontando malattie croniche.

Come superare le restrizioni fisiche

1. Camminare, nuotare ed esercitarsi sulla sedia sono tutte attività benefiche a basso impatto per gli anziani. Questi allenamenti migliorano la forza e la flessibilità riducendo allo stesso tempo lo stress articolare. Ad esempio, gli allenamenti sulla sedia riducono il rischio di infortuni consentendo agli utenti di concentrarsi su diversi gruppi muscolari mentre sono ancora seduti.

2. Molti esercizi possono essere modificati per adattarsi a determinate limitazioni fisiche. Ad esempio, l'utilizzo di una sedia per fornire supporto durante esercizi come affondi o squat potrebbe ridurne l'intensità senza sacrificarne i vantaggi. Per le persone con artrite grave, esercizi lievi di mobilità possono aiutare a ridurre la rigidità e migliorare la mobilità.

3. Gli anziani dovrebbero parlare con il proprio fisioterapista o operatore sanitario prima di iniziare qualsiasi nuovo regime di fitness per vedere se gli esercizi sono adatti alle loro condizioni mediche.

2. Paura di cadute o infortuni

Tra gli anziani, la paura di infortuni, soprattutto di cadute, è una delle principali preoccupazioni. Le attività che richiedono equilibrio o coordinazione, come camminare su terreni irregolari, esercizi in piedi o attività con carico, possono essere evitate da persone che hanno il terrore di cadere. Questa ansia spesso si traduce in inattività, che può compromettere il benessere fisico e aumentare il rischio di cadute a causa dell'indebolimento dei muscoli.

Come affrontare la paura degli infortuni:

1. Incorporando l'allenamento per la forza e l'equilibrio nel tuo regime di allenamento, puoi ridurre significativamente il rischio di cadute. Gli anziani preoccupati per il proprio equilibrio possono trarre grandi benefici dagli esercizi sulla sedia. La stabilità viene aumentata rafforzando le gambe e il core con esercizi come il sollevamento delle gambe da seduti e le marce da seduti.

2. Per aiutare gli anziani a rimanere in equilibrio e prevenire le cadute durante l'esercizio, possono utilizzare attrezzature di supporto come sedie, ringhiere o anche fasce di resistenza. Ad esempio, gli esercizi in piedi possono essere resi più stabili utilizzando una sedia.

3. È importante iniziare con cautela e costruire la tua fiducia nel tempo. Inizia con esercizi facili e a bassa intensità e procedi verso quelli più difficili man mano che la tua forza e il tuo equilibrio migliorano. Man mano che le loro competenze crescono, gli anziani possono sentirsi meno timorosi dei danni e più sicuri grazie a questo approccio graduale.

3. Guida insufficiente

Molte persone trovano difficile rimanere motivate ad allenarsi. Gli anziani possono mancare di motivazione a causa di sentimenti di stanchezza, fallimenti passati o mancanza di risultati rapidi. È facile diventare inattivi senza un piano ben ponderato o assistenza esterna.

Come gestire la bassa motivazione:

1. Mantenere la motivazione richiede la definizione di obiettivi piccoli e raggiungibili. Gli obiettivi realizzabili che ti danno un senso di realizzazione includono "camminare per 10 minuti al giorno" e "fare tre esercizi con la sedia ogni settimana". Questi obiettivi possono essere modificati quando vengono compiuti progressi al fine di mantenere il sentimento di sfida e sviluppo.

2. Rimanere motivati richiede coerenza. Un regime di esercizio coerente, ad esempio designando giorni e orari specifici per l'esercizio, può aiutare gli anziani a rendere l'esercizio fisico una parte della loro routine quotidiana. Ciò rende più facile mantenere lo slancio riducendo lo sforzo mentale necessario per iniziare una sessione.

3. Allenarsi in un contesto di gruppo o con un amico o un parente può migliorare l'esperienza e incoraggiare la responsabilità. Condividere il tuo percorso di fitness con gli altri ti aiuterà a rimanere sulla buona strada perché l'interazione sociale è un forte motivatore. Programmi di fitness adatti agli anziani che uniscono il contatto sociale alla salute sono disponibili in molte località, sia di persona che online.

4. Disponibilità limitata di attrezzature e strutture per esercizi

Non tutti hanno accesso ad attrezzature sportive specializzate, palestre o piscine. Gli anziani potrebbero essere scoraggiati dall'iniziare o dal mantenere una routine di fitness a causa di questa mancanza di disponibilità, in particolare se ritengono di aver bisogno di determinate attrezzature per esercitarsi.

Come gestire l'accesso limitato:

1. Con un'attrezzatura minima o nessuna, è possibile eseguire una serie di ottimi allenamenti nella comodità di casa propria. Esercizi di stretching, allenamenti sulla sedia ed esercizi a corpo libero sono tutti ottimi esempi di attività che richiedono spazio e attrezzature minimi. Per eseguire una serie di esercizi di rafforzamento e mobilità, sono sufficienti una sedia robusta e fasce di resistenza.

2. Esistono diversi siti Web che offrono programmi di esercizi a basso costo o gratuiti progettati per gli anziani. È possibile accedervi tramite smartphone, tablet o computer, consentendo agli anziani di allenarsi sotto supervisione a casa. Cerca programmi creati appositamente per gli anziani, con modifiche apportate per tenere conto dei diversi livelli di competenza.

3. Le lezioni di ginnastica per anziani sono offerte gratuitamente o a un costo ridotto da numerosi centri comunitari, centri per anziani e centri ricreativi della zona. Questi programmi di solito includono nuoto, passeggiate o lezioni di gruppo, che forniscono un ambiente organizzato per mantenere uno stile di vita attivo.

5. Esaurimento e scarsa energia

Gli anziani spesso soffrono di stanchezza, in particolare coloro che soffrono di patologie a lungo termine come il diabete o malattie cardiache. Questa mancanza di energia potrebbe far sembrare l'allenamento travolgente o difficile. Tuttavia, è stato dimostrato che l'esercizio fisico regolare aumenta gradualmente i livelli di energia, rendendolo una parte cruciale nella gestione della fatica.

Come gestire l'esaurimento:

1. È importante iniziare con sessioni di attività brevi e gestibili per gli anziani che soffrono di stanchezza. Man mano che i tuoi livelli di energia migliorano, aumenta progressivamente la quantità di tempo che trascorri in movimento, iniziando con semplicemente 5-10 minuti di attività leggere come esercizi seduti o camminata tranquilla.

2. Riposarsi adeguatamente tra gli allenamenti è importante quanto mantenere la costanza. Le persone anziane possono gestire la stanchezza mentre sono attive prendendosi giorni di riposo, che danno al loro corpo il tempo di riprendersi e ringiovanire.

3. Alcuni momenti della giornata danno ad alcune persone energia extra. Gli anziani dovrebbero allenarsi al mattino, al pomeriggio o alla sera quando sono più energici. Ciò potrebbe rendere l'allenamento più piacevole e meno faticoso.

6. Condizioni mediche persistenti

Condizioni croniche come il diabete, le malattie cardiache o i problemi polmonari potrebbero far sembrare l'esercizio rischioso o impegnativo. Gli anziani potrebbero non fare esercizio fisico perché non sanno quali tipi di attività fisiche sono sicure per la loro condizione.

Come gestire i problemi medici a lungo termine:

1. È importante consultare un medico prima di iniziare qualsiasi programma di fitness, soprattutto per i pazienti anziani che soffrono di malattie croniche. Considerando eventuali limitazioni o rischi per la salute della persona, il medico può suggerire attività particolari che siano sia benefiche che sicure.

2. L'esercizio fisico regolare è fondamentale per la gestione dei sintomi e il mantenimento della salute generale, anche per gli anziani con malattie croniche. Lo stretching, la camminata

e lo yoga sulla sedia sono esempi di esercizi a bassa intensità che possono aiutare ad aumentare la salute cardiovascolare, la forza e la flessibilità senza sottoporre il corpo a uno sforzo eccessivo.

Rimuovendo questi ostacoli comuni, gli anziani possono migliorare la loro mobilità, salute e qualità della vita incorporando un regolare esercizio fisico nelle loro vite. Una vita più attiva e appagante può derivare dal superamento di questi ostacoli, sia attraverso adattamenti, supporto sociale o routine personalizzate.

Consigli Su Come Rimanere Responsabili E Motivati

A volte può essere difficile rimanere responsabili e motivati mentre si segue un regime di fitness, in particolare per gli anziani che si impegnano in esercizi sulla sedia. Potrebbe essere difficile rimanere attivi a causa di ostacoli nella vita, problemi di salute o semplicemente per mancanza di energia. Tuttavia, rimanere in linea con i tuoi obiettivi di fitness è realizzabile e appagante se hai l'atteggiamento e le strategie giuste. Esaminiamo alcune strategie fattibili per aiutare gli anziani a mantenere la loro motivazione e responsabilità mentre usano gli esercizi sulla sedia per migliorare la loro salute.

1. Stabilire obiettivi raggiungibili e inequivocabili

Uno dei modi migliori per mantenersi motivati è stabilire obiettivi chiari e raggiungibili. Stabilire obiettivi specifici per il tuo percorso di fitness ti dà concentrazione e direzione. Questi obiettivi dovrebbero essere fattibili e appropriati per il tuo livello di forma fisica. Ad esempio, punta a 15 minuti di azione tre volte a settimana se hai appena iniziato con gli esercizi sulla sedia. Aumenta gradualmente la lunghezza o l'intensità man mano che avanzi.

È importante astenersi dal fissare obiettivi non realistici poiché potrebbero causare danni o malcontento. Dividere gli obiettivi ambiziosi in parametri di riferimento più gestibili. Raggiungere uno di questi obiettivi ti dà un senso di realizzazione e ti motiva ad andare avanti.

2. Monitora i tuoi progressi

Monitorare i tuoi progressi è essenziale per ritenerti responsabile. Hai un senso di successo e sei ispirato ad andare avanti quando puoi vedere i risultati del tuo duro lavoro. Un ottimo approccio per documentare i tuoi allenamenti è tenere un quaderno di fitness, dove puoi annotare gli esercizi che hai eseguito, le tue sensazioni durante la sessione e eventuali miglioramenti nella tua forza, flessibilità o resistenza.

I monitor fitness digitali sono utili anche per alcune persone anziane. Questi gadget possono monitorare la frequenza cardiaca durante l'attività fisica, nonché l'attività e il dispendio calorico. Mantenere una registrazione dei tuoi progressi, sia attraverso un taccuino convenzionale che con un metodo tecnologico, può servire da forte motivatore.

3. Stabilisci una routine

Creare un regime di esercizio fisico regolare è essenziale per creare abitudini durature. Poiché l'attività fisica è già programmata nel tuo calendario, la routine elimina la necessità di decidere se farla ogni giorno. Come per qualsiasi altro appuntamento, è una buona idea pianificare gli allenamenti sulla sedia per giorni e orari specifici e rispettarli.

Ad esempio, puoi programmare i tuoi allenamenti subito dopo colazione il lunedì, mercoledì e venerdì. Un programma può dare alla tua settimana una struttura e un senso di routine, che può renderla più semplice da seguire, soprattutto nei giorni in cui non ti senti molto motivato. Se sarai costante, la tua routine di allenamento diventerà una parte naturale della tua vita quotidiana.

4. Divertiti

Allenarsi non deve essere difficile. Rendere piacevole la routine di allenamento sulla sedia è un modo per rimanere motivati. Ciò può essere ottenuto combinando le tue attività preferite o apportando piccole modifiche per mantenere le cose interessanti. Ad esempio, riproduci la tua musica o il tuo audiolibro preferito mentre ti alleni. Ti senti più coinvolto ed entusiasta del tuo allenamento quando ascolti la musica, il che ha un impatto significativo sul tuo umore e sui livelli di energia.

Potresti anche provare ad allenarti in un ambiente diverso. Se possibile, esegui gli esercizi sulla sedia all'aperto in una giornata soleggiata. Un cambio di scenario e un po' d'aria fresca possono mantenerti ispirato e farti apprezzare di più l'esperienza. Trovare modi per infondere divertimento ed eccitazione nella tua routine di allenamento potrebbe essere cruciale per mantenere la motivazione nel tempo.

5. Chiedi aiuto ad amici e familiari

L'assistenza degli altri può alleviare notevolmente il peso della responsabilità. Quando non hai voglia di allenarti, coinvolgere amici, familiari o anche un compagno di allenamento può aiutarti a rimanere ispirato e motivato. Di persona o virtualmente tramite una videochiamata, puoi chiedere a un amico o un parente di unirsi a te negli esercizi sulla sedia. Lavorare con gli altri può renderlo più piacevole e meno simile a uno sforzo una tantum, trasformandolo in un evento sociale.

Parlare con una persona cara dei tuoi obiettivi di salute può anche aiutarti a mantenere la responsabilità. Possono darti feedback incoraggianti ed effettuare controlli di routine per vedere come stanno andando i tuoi allenamenti. Potresti essere più motivato a essere coerente se sai che qualcun altro sta lavorando duramente per il tuo successo.

6. Premiati

Un'altra buona strategia per mantenere la motivazione è premiarsi per il raggiungimento degli obiettivi o per il completamento degli esercizi. Questi premi non devono essere costosi; possono essere semplici come dedicare del tempo a un hobby che ti piace o goderti il tuo spuntino preferito. L'obiettivo è creare un collegamento tra i tuoi risultati e le esperienze positive.

Concedetevi ad esempio un bagno rilassante o una visione del vostro programma televisivo preferito dopo una settimana di regolari esercizi con la sedia. Questi modesti incentivi possono generare un ciclo di feedback positivo, rafforzando la tua dedizione alla pratica dell'esercizio. Celebrare la tua vittoria, non importa quanto modesta, può aiutarti a rimanere felice e motivato.

7. Concentrati sui vantaggi

È facile perdere di vista il motivo per cui hai iniziato ad allenarti, soprattutto nei giorni in cui non ti senti particolarmente energico o ispirato. Per combattere questo problema, ricordati regolarmente dei benefici degli esercizi con la sedia. Che si tratti di migliorare la mobilità, la flessibilità o il benessere mentale, concentrarsi sulle conseguenze favorevoli aiuta a rinnovare il proprio entusiasmo.

Tieni un elenco dei motivi per cui ti alleni in un posto visibile, ad esempio sul frigorifero o sullo specchio del bagno. Questo promemoria visivo fungerà da spinta quotidiana, mantenendoti concentrato sul tuo "perché" e mantenendo un buon atteggiamento nei confronti del tuo percorso di fitness.

8. Adattarsi alle avversità

Mantenere una routine di fitness a volte può essere difficile a causa delle responsabilità della vita. Le sfide sono inevitabili, siano esse legate alla salute, ai ritmi serrati o alla mancanza di energia. Imparare ad adattarsi è vitale per mantenere la motivazione e la responsabilità. Se salti un giorno o due di esercizio, non essere troppo duro con te stesso; ricomincia semplicemente da dove eri rimasto.

La flessibilità è fondamentale, soprattutto quando si attraversano gli alti e bassi della vita. Se non ti senti all'altezza della tua routine tipica, puoi modificare gli esercizi o fare una sessione più breve. L'importante è continuare a muoversi, anche se a ritmo ridotto. Puoi superare gli ostacoli a breve termine e mantenere il ritmo se sei adattivo.

9. Unisciti a un club di ginnastica per anziani

Partecipare a un corso o a un club di esercizi per anziani online o di persona può fornire un senso di cameratismo e aiutarti a rimanere nei tempi previsti. Per molti anziani, appartenere ad un gruppo li mantiene impegnati e motivati. L'interazione sociale, il supporto e un obiettivo comune sono tutti resi possibili nelle situazioni di gruppo. È più semplice presentarsi e impegnarsi quando sei consapevole che gli altri si stanno unendo a te.

Al giorno d'oggi, le piattaforme online offrono una varietà di programmi di fitness su misura per gli anziani, compresi gli allenamenti sulla sedia. Offrendo guida e disciplina, queste sessioni ti aiutano a rimanere sulla rotta e a incontrare altri che condividono i tuoi obiettivi di fitness.

10. Immagina di avere successo

Uno degli strumenti più importanti per mantenere la motivazione è la visualizzazione. Prenditi qualche momento ogni giorno per vedere te stesso raggiungere i tuoi obiettivi di fitness, siano essi perdere peso, diventare più forte o riacquistare la mobilità. Immaginare di godere in futuro dei vantaggi di un esercizio fisico costante ti incoraggia ad andare avanti anche quando le cose sembrano muoversi lentamente.

Concentrandoti sui risultati favorevoli che speri di ottenere, crei un'immagine mentale che rafforza la tua determinazione. Dando ai tuoi obiettivi a lungo termine un senso più concreto e raggiungibile, questa visione piena di speranza può aiutarti a mantenere la tua motivazione.

Mantenere la motivazione e la responsabilità è essenziale in qualsiasi programma di fitness, in particolare per gli anziani che desiderano migliorare la propria salute facendo esercizi sulla sedia. Puoi superare gli ostacoli, rimanere coerente e raggiungere i tuoi obiettivi di fitness divertendoti se metti in atto le giuste strategie.

Onorare I Risultati Ottenuti

Un buon modo per rimanere motivati nel tuo percorso di fitness è riconoscere e celebrare le tue vittorie, non importa quanto piccole. Stabilire obiettivi ti aiuta a rimanere motivato e incoraggia i comportamenti che portano al successo a lungo termine, sia che tu stia utilizzando esercizi sulla sedia per aumentare la mobilità, ridurre il peso o riconquistare la tua indipendenza.

Oltre ai benefici per la salute, ci sono altri motivi per celebrare i tuoi risultati in termini di fitness. È essenziale sostenere la spinta emotiva e mentale necessaria per ottenere risultati duraturi. *Ecco perché è fondamentale riconoscere i traguardi raggiunti:*

1. **Aumenta la motivazione:** Quando i benefici, soprattutto nel fitness, richiedono tempo per manifestarsi, la motivazione può diminuire. Premiarti anche per piccoli risultati, come completare una settimana di esercizi sulla sedia o migliorare la postura, ti mantiene ispirato ad andare avanti.

2. **Aumenta la fiducia:** Molti anziani iniziano il loro percorso di fitness con dubbi sulle proprie capacità, soprattutto se non si allenano da anni o si stanno riprendendo da una malattia. Celebrare ogni risultato dimostra la tua capacità di crescita e

sviluppo. Quando ti vedi riuscire in cose nuove o raggiungere i tuoi obiettivi, la tua fiducia aumenta.

3. **Rafforza il comportamento positivo:** Puoi premiarti per i tuoi sforzi quando riconosci i tuoi risultati. Ciò crea un ciclo di feedback positivo che aumenta la probabilità di mantenere la tua abitudine associando il duro lavoro a grandi sentimenti.

4. **Migliora la salute mentale:** L'esercizio rilascia endorfine, che migliorano naturalmente l'umore, ma riconoscere e applaudire i risultati aggiunge ancora più gioia. Riconoscere i tuoi risultati migliora la tua salute mentale e riduce l'irritazione, che può sorgere quando non vedi subito i risultati.

5. **Previene il burnout:** Quando gli obiettivi sembrano lontani o la strada da percorrere sembra lunga, molte persone perdono la speranza. Puoi prevenire il burnout segmentando il tuo percorso di allenamento in passaggi più piccoli e più fattibili. Puoi evitare di sentirti sopraffatto riconoscendo e apprezzando i tuoi progressi in ogni fase.

Idee Realistiche Per Onorare Il Successo

Il passo successivo dopo aver riconosciuto i tuoi risultati è rallegrarti. *Ecco alcuni metodi costruttivi e salutari per celebrare i tuoi risultati:*

1. **Stabilisci dei mini-obiettivi e concediti:** Dividi i tuoi obiettivi principali dell'esercizio in parametri di riferimento più gestibili. Ad esempio, offriti una piccola ricompensa alla fine di ogni settimana, come un nuovo libro, un giorno libero o il tuo dolcetto salutare preferito, se il tuo obiettivo è completare una sfida di esercizi sulla sedia di 30 giorni.

2. **Crea un diario dei progressi:** Documenta i tuoi risultati giornalieri o settimanali in un diario. Dopo l'allenamento, registra i tuoi sentimenti, apporta le modifiche necessarie e considera i tuoi risultati. Quando hai più bisogno di motivazione, leggere il tuo diario potrebbe darti un grande impulso.

3. **Festeggia con gli altri:** Può essere soddisfacente condividere i tuoi successi con i tuoi cari, gli amici o un centro fitness. Questo ti aiuta a rimanere concentrato sui tuoi obiettivi e crea una rete di supporto intorno a te. Potresti anche ispirare altri a iniziare il loro percorso di fitness.

4. **Scatta foto o video dei progressi:** Può essere motivante vedere quanto lontano sei arrivato. Scatta foto o video di te stesso mentre ti alleni in diversi momenti del tuo viaggio. Ti verranno ricordati i tuoi progressi quando osserverai cambiamenti nella tua forza, flessibilità o postura.

5. **Concedetevi l'attrezzatura per il fitness:** Pensa a ricompensarti con una nuova attrezzatura per l'esercizio fisico quando raggiungi traguardi significativi nella vita. La tua routine di allenamento potrebbe sembrare fresca e coinvolgente con l'aggiunta di nuove scarpe, fasce di resistenza o abbigliamento da allenamento comodo.

6. **Organizza un'uscita speciale:** Festeggia i tuoi successi prendendo parte a un'attività piacevole e salutare. Una tranquilla giornata alle terme, una gita in famiglia al parco o una passeggiata nella natura potrebbero rientrare in questa categoria. Uno dei modi migliori per rafforzare le emozioni piacevoli associate al tuo duro lavoro è fare qualcosa che ti dia gioia.

7. **Considera il quadro più ampio:** A volte semplicemente fermarsi a pensare al quadro più ampio è il modo migliore per festeggiare. Concediti il merito di prenderti cura della tua salute e riconosci i tuoi miglioramenti a tutti i livelli: fisico, mentale ed emotivo. Tieni presente che il perseguimento

della salute è un impegno che dura tutta la vita e ogni risultato è motivo di celebrazione.

Oltre a rendere più piacevole il tuo percorso di fitness, celebrare i tuoi risultati aiuta a garantire il successo a lungo termine. È più probabile che tu mantenga i tuoi obiettivi quando ti ricompensi per i tuoi risultati e il tuo duro lavoro. Ciò crea un circolo infinito di motivazione, sviluppo e realizzazione.

Non importa quanto grandi o piccoli, celebrare i tuoi risultati ti dà la spinta per andare avanti nonostante le sfide.

CONCLUSIONE

Mentre questo capolavoro volge al termine, è importante prendersi un momento per considerare tutto ciò che hai imparato e ottenuto finora. Anche se gli esercizi sulla sedia sembrano semplici, possono avere un grande impatto sulla salute e sul benessere generale. Hai fatto un passo significativo verso uno stile di vita migliore, più attivo e indipendente impegnandoti in queste routine.

L'importanza della costanza è tra le lezioni più importanti da imparare da questo libro. Che tu voglia migliorare la tua postura, aumentare la flessibilità e la mobilità, acquisire forza fisica o perdere peso, la costanza è la chiave. Invecchiando, gli esercizi sulla sedia possono aiutarti a mantenere e forse a migliorare le tue capacità fisiche. Ora sai come rendere il fitness una parte regolare della tua vita includendo questi allenamenti nella tua routine quotidiana.

L'esercizio fisico è molto più che un semplice sviluppo muscolare, soprattutto quando invecchiamo. Si tratta anche di mantenere la mobilità, la libertà e la qualità generale della vita. Imparare gli esercizi contenuti in questo libro è la prima fase; il prossimo passo è continuare a praticarli. I vantaggi a lungo termine di questo includono miglioramenti graduali della forza, della flessibilità, dell'equilibrio e della forma fisica generale.

Poiché il loro metabolismo e i livelli di attività fisica variano con l'età, molti anziani faticano a mantenere un peso sano. Gli esercizi sulla sedia contenuti in questo libro rappresentano un modo utile e sicuro per aiutarti a raggiungere i tuoi obiettivi di perdita di peso. Oltre a bruciare calorie, questi esercizi aumentano il tono muscolare, che nel tempo può aumentare il metabolismo.

Migliorare la tua salute generale, non semplicemente il tuo aspetto, è l'obiettivo della perdita di peso. Essere in sovrappeso può causare problemi di mobilità, aumentare il rischio di malattie cardiache e mettere a dura prova le articolazioni. Ti sei dato i mezzi per combattere questi problemi di salute e migliorare il tuo benessere generale implementando i regimi di esercizi sulla sedia consigliati nel libro. Tieni presente che ogni allenamento contribuisce allo sviluppo di un corpo più sano e che anche i piccoli sforzi contano.

Uno degli aspetti più cruciali della vita quando invecchiamo è l'indipendenza. Nella nostra giovinezza, spesso diamo per scontata la capacità di viaggiare liberamente, svolgere le attività quotidiane con facilità e navigare nel mondo alle nostre condizioni. Tuttavia, molti anziani temono di perdere la propria indipendenza a causa del deterioramento della loro mobilità.

Lo scopo delle attività contenute in questo libro è aiutarti a riconquistare e preservare la tua libertà. Hai le migliori possibilità di continuare a vivere la tua vita come ritieni opportuno se lavori per migliorare la tua forza, equilibrio e flessibilità. Man mano che i tuoi muscoli si sviluppano più forti e più coordinati, compiti semplici come alzarsi da una sedia, prendere oggetti e salire le scale diventano più facili. Nonostante siano semplici e a basso impatto, questi esercizi sulla sedia possono migliorare notevolmente la tua forma fisica funzionale, permettendoti di svolgere le tue attività preferite in modo indipendente.

L'adattabilità degli esercizi sulla sedia è uno dei loro maggiori vantaggi. Gli allenamenti sulla sedia possono essere personalizzati in base al tuo attuale livello di forma fisica, indipendentemente da quanto tempo ti alleni o da quanto sei nuovo. Sono quindi un'opzione eccellente per gli anziani con diversi livelli di abilità. Ho apportato aggiustamenti e modifiche in tutto il libro per garantire che tutti possano partecipare, nonostante eventuali limitazioni fisiche.

Gli utenti su sedia a rotelle e altre persone con mobilità ridotta sono il pubblico a cui si rivolgono le attività di questo libro. Sottolineano aree vitali tra cui la salute cardiovascolare, la flessibilità e la forza della parte superiore del corpo. Tutti possono trarre beneficio da una routine di fitness costante grazie a questi esercizi, realizzati per fornire ottimi allenamenti stando seduti.

Ricorda che è accettabile iniziare lentamente e aumentare progressivamente l'intensità nel tempo se ritieni che un determinato allenamento sia troppo duro. L'obiettivo è la crescita, non la perfezione. Presta attenzione al tuo corpo, comprendi i tuoi limiti e adatta di conseguenza il tuo regime di allenamento. Gli allenamenti sulla sedia sono ottimi perché possono progredire insieme a te man mano che aumentano la tua forza e mobilità.

Ci sono sfide uniche per ogni missione di fitness. È importante riconoscere che gli ostacoli sono una parte normale del processo, che si tratti di trovare tempo per allenarsi, gestire problemi di salute o mantenere la motivazione nonostante le difficoltà. Il segreto è andare avanti anche quando le cose si fanno difficili.

Uno degli aspetti più motivanti degli esercizi sulla sedia è il modo in cui promuovono un senso di comunità. Gli esercizi con la sedia sono diventati popolari tra gli anziani di tutto il mondo come un modo per interagire con persone che condividono i loro obiettivi e migliorano la loro salute. In questo viaggio, non sei solo.

Ricorda che fai parte di una rete di supporto di persone che lavorano per gli stessi obiettivi, sia che tu frequenti lezioni locali, partecipi a organizzazioni online o semplicemente parli ai tuoi amici e familiari dei tuoi risultati.

Pensa a questo libro come a un nuovo inizio quando lo finisci. Trarrai grandi benefici dalle abitudini e dagli esercizi che hai imparato per il resto della tua vita. È un processo continuo che porta a un miglioramento della mobilità, dell'indipendenza e della salute.

Hai sviluppato forza, sicurezza e abitudini con questi esercizi sulla sedia che ti aiuteranno negli anni a venire. Se il tuo obiettivo è rimanere attivo mentre invecchi, migliorare la tua mobilità o mantenere il tuo attuale livello di forma fisica, le conoscenze contenute in questo libro ti consentiranno di prenderti cura della tua salute.

Mentre procedi, fai riferimento a questo libro ogni volta che hai bisogno di guida, ispirazione o incoraggiamento. Indipendentemente dall'età o dal livello di forma fisica, gli esercizi sulla sedia sono un modo efficace e a lungo termine per mantenere la salute e la forma fisica. Il tuo impegno per la tua salute dimostra quanto sei forte, resistente e determinato.

Ti apprezzo per aver portato a termine questo grande lavoro. È tempo di mettere in pratica ciò che hai imparato e continuare a condurre la vita più indipendente e più sana che meriti.